H.G. Koch

Übungen für die Fachsprachprüfung Medizin

Heiko G. Koch

Übungen für die Fachsprachprüfung Medizin

Ärztliche Kommunikation und Fachbegriffe

ELSEVIER

Elsevier GmbH, Bernhard-Wicki-Str. 5, 80636 München, Deutschland
Wir freuen uns über Ihr Feedback und Ihre Anregungen an: kundendienst@elsevier.com

ISBN 978-3-437-21314-4 eISBN 978-3-437-06477-7

Aus Gründen der Barrierefreiheit sind die Bilder in elektronischen Ausgaben dieses Buches mit Alt-Text-Beschreibungen (Alternativ-Text) versehen, die von Elsevier bereitgestellt werden. Mehr Informationen erhalten Sie unter https://www.elsevier.com/about/accessibility. Die Audioaufnahme sind aus didaktischen Gründen ohne Transkript; der Text ist aber in der Lösung selbst abgedruckt.

Bücher und Zeitschriften, die von Elsevier veröffentlicht werden, entsprechen den geltenden Produktsicherheitsanforderungen. Für etwaige Bedenken oder Fragen zur Produktsicherheit wenden Sie sich bitte an unseren autorisierten Vertreter, Elsevier B.V., productsafety@elsevier.com.

Elsevier nimmt eine neutrale Position in Bezug auf territoriale Meinungsverschiedenheiten oder Zuständigkeitsansprüche in seinen veröffentlichten Inhalten ein, einschließlich Landkarten und institutionellen Zugehörigkeiten.

Wichtiger Hinweis: Die medizinischen Wissenschaften unterliegen einem sehr schnellen Wissenszuwachs. Der stetige Wandel von Methoden, Wirkstoffen und Erkenntnissen ist allen an diesem Werk Beteiligten bewusst. Sowohl der Verlag als auch die Autorinnen und Autoren und alle, die an der Entstehung dieses Werkes beteiligt waren, haben große Sorgfalt darauf verwandt, dass die Angaben zu Methoden, Anweisungen, Produkten, Anwendungen oder Konzepten dem aktuellen Wissensstand zum Zeitpunkt der Fertigstellung des Werkes entsprechen.
Der Verlag kann jedoch keine Gewähr für Angaben zu Dosierung und Applikationsformen übernehmen. Es sollte stets eine unabhängige und sorgfältige Überprüfung von Diagnosen und Arzneimitteldosierungen sowie möglicher Kontraindikationen erfolgen. Jede Dosierung oder Applikation liegt in der Verantwortung der Anwenderin oder des Anwenders. Die Elsevier GmbH, die Autorinnen und Autoren und alle, die an der Entstehung des Werkes mitgewirkt haben, können keinerlei Haftung in Bezug auf jegliche Verletzung und/oder Schäden an Personen oder Eigentum, im Rahmen von Produkthaftung, Fahrlässigkeit oder anderweitig übernehmen.

Für die Vollständigkeit und Auswahl der aufgeführten Medikamente übernimmt der Verlag keine Gewähr.
Geschützte Warennamen (Warenzeichen) werden in der Regel besonders kenntlich gemacht (®). Aus dem Fehlen eines solchen Hinweises kann jedoch nicht automatisch geschlossen werden, dass es sich um einen freien Warennamen handelt.

Bibliografische Information der Deutschen Nationalbibliothek
Die Deutsche Nationalbibliothek verzeichnet diese Publikation in der Deutschen Nationalbibliografie; detaillierte bibliografische Daten sind im Internet über https://www.dnb.de abrufbar.

26 27 28 29 30 5 4 3 2 1

In ihren Veröffentlichungen verfolgt die Elsevier GmbH das Ziel, genderneutrale Formulierungen für Personengruppen zu verwenden. Um jedoch den Textfluss nicht zu stören sowie die gestalterische Freiheit nicht einzuschränken, wurden bisweilen Kompromisse eingegangen. Selbstverständlich sind **immer alle Geschlechter** gemeint.

Planung: Dr. Bernhard Gall; Projektmanagement: Cornelia von Saint Paul
Redaktion: Isabella de la Rosée, Höhenkirchen-Siegertsbrunn/Den Haag, NL
Herstellung: Dietmar Radünz, Leipzig
Satz: Thomson Digital, Noida/Indien
Druck und Bindung: Drukarnia Dimograf Sp. z o. o., Bielsko-Biała/Polen;
Audioaufnahmen: von Heiko G. Koch
Umschlaggestaltung: SpieszDesign, Neu-Ulm
Titelfotografie: © Kirsten D/peopleimages.com - stock.adobe.com

Aktuelle Informationen finden Sie im Internet unter **www.elsevier.de**

Vorwort mit Benutzerhinweisen

Liebe Teilnehmerin, lieber Teilnehmer,

willkommen beim Übungsmaterial zur Fachsprachprüfung für Ärzte und Ärztinnen.

Im ersten Teil dieses Buches finden Sie 20 Fälle aus dem Alltag. Es handelt sich nicht um Fälle der Ärztekammern, sondern um von Ärztinnen und Ärzten erstellte Fälle aus ihrem Berufsalltag.

Mit jedem Anamnesefall haben Sie mehrere Übungsmöglichkeiten. Sie können allein oder mit Kolleginnen und Kollegen üben. Einen Anamnesebogen finden Sie hinten im Buch abgedruckt und hier unter Materialien

www.elsevier.com/books-and-journals/book-companion/9783437213144

Einzel-Übung

Zu jedem Fall gibt es auf der ersten Seite einen QR-Code, der zur Website führt. Klicken Sie dort für die Audiodatei den entsprechenden Fall an. Hierbei handelt es sich um ein simuliertes Anamnesegespräch, bei dem ein Patient oder eine Patientin über seine bzw. ihre Beschwerden berichtet.

1. Sie sollten anhand der Audio-Datei den Anamnesebogen vollständig ausfüllen.
   Im Anschluss finden Sie einen korrekt ausgefüllten Anamnesebogen, mit dem Sie Ihre Einträge vergleichen können.
2. Im zweiten Schritt können Sie mit Hilfe des ausgefüllten Anamnesebogens einen Arztbrief schreiben. Hierzu finden Sie am Ende jedes Falls einen Musterbrief, der Ihnen als Hilfestellung dient.

Paar-Übung

Sie können die Informationen aus der Lösung für eine Paarübung nutzen. Einer von beiden übernimmt die Rolle des Arztes, der andere übernimmt zuerst die Rolle des Patienten, dann des Oberarztes und zuletzt des Angehörigen, wozu er den ausgefüllten Anamnesebogen erhält und sich mit den Informationen darauf vertraut macht.

1. Führen Sie als erstes ein Anamnesegespräch mit festgelegten Rollen durch.
2. Im Anschluss daran üben Sie das Arzt-Arzt-Gespräch.
   Üben Sie in einer Gruppe, können Sie das Arzt-Arzt-Gespräch mit mehreren Kolleginnen und Kollegen durchführen. Übergeben Sie ihnen dazu den ausgefüllten Anamnesebogen.
3. Die dritte Aufgabe ist es, einen Arztbrief zu verfassen, der von der Person, die den Oberarzt übernommen hat, kontrolliert wird.

Im zweiten Teil des Buches haben Sie die Möglichkeit, medizinische Fachbegriffe und Wortschatz zu üben. Bei dieser Vokabelübung gibt es eine Seite mit jeweils 20 Fachbegriffen bzw. umgangssprachlichen Begriffen. Sie sollen hierbei zum Fachbegriff den oder die umgangssprachlichen Begriff(e) ergänzen und umgekehrt. Die Lösungen finden Sie jeweils auf der Folgeseite. Die einzelnen Übungen beziehen sich nicht auf die vorherigen Fälle, sondern sind in jeder Übung fallübergreifend und decken insgesamt einen größeren Wortschatz ab, als in den Fällen abgebildet.

Weiterhin finden Sie **dem Buch beigelegt 50 Karteikarten:**

Es sind immer zwei Karteikarten zusammen abgedruckt. Für die Nutzung müssen Sie die Karten an der eingezeichneten Stelle auseinanderschneiden.

Auf der Vorderseite jeder Karteikarte befinden sich Grundinformationen zu einem Patienten, auf der Rückseite die Verdachtsdiagnose.

Die Karteikarten dienen als Kommunikationstraining für zwei oder mehr Personen und können wie folgt verwendet werden:

1. **Simulation einer Anamnese:**
   Eine Person erhält die Karte mit den Patienteninformationen und übernimmt die Patientenrolle. Die andere übernimmt die Rolle des behandelnden Arztes und führt nun ein Anamnesegespräch durch. Fehlende Angaben auf der Patienteninformation können frei ergänzt werden.

2. **Übergabegespräch/Arzt-Arzt-Gespräch:**
   Im Anschluss übernimmt der Patient die Rolle des vorgesetzten Oberarztes und der behandelnde Arzt führt das Übergabegespräch durch.
   Es ist auch möglich, das Übergabegespräch ohne vorherige Anamnese durchzuführen. Dann bekommt der behandelnde Arzt die Patienteninformation und die zweite Person übernimmt die Rolle des Oberarztes.
3. **Arztbrief:**
   Die dritte Möglichkeit, diese Patienteninformation zu verwenden, ist das Üben des Verfassens eines Arztbriefes. Man verwendet die Patienteninformation, um einen Arztbrief zu schreiben. Dieses kann auch unabhängig von einer Simulation erfolgen.

Ich wünsche Ihnen viel Erfolg beim Lernen mit diesem Buch!

Neuwied-Block, im Herbst 2025
Heiko G. Koch

eBook:

Wenn Sie dieses Buch als **ebook** erworben haben, finden Sie die Karteikarten zum Ausdrucken unter: www.elsevier.com/books-and-journals/book-companion/9783437213144

Hinweis zu den Patientenfällen

Die Namen und Fotos der Patientinnen und Patienten, die Beschreibungen ihrer Erkrankungen, die Orte und Situationen sind alle realitätsnah, aber frei erfunden. Jegliche Ähnlichkeiten mit echten Personen und Geschehnissen sowie Orten und Institutionen sind daher rein zufällig und nicht beabsichtigt.

Alle bei den Fällen abgebildeten Personen sind Models. Die Bilder wurden nur zur Illustration verwendet; die Eigenschaften, Symptome und Krankheiten sind der jeweiligen Person zugeschrieben.

Abkürzungen

ACTH	adrenokortikotropes Hormon
aHT	arterielle Hypertonie
b. B.	bei Bedarf
BFW	Blutfettwerte
BHD	Bluthochdruck
cm	Zentimeter
CK-MB	Kreatin-Kinase MB
Cl	Chlorid
CRP	C-reaktives Protein
CT	Computertomogramm, -grafie
d	Tag
DM	Diabetes mellitus
EEG	Elektroenzephalogramm,- grafie
EKG	Elektrokardiogramm, -grafie
ERCP	endoskopisch-retrograde Cholangio-Pankreatikografie
FNP	Feinnadelpunktion
HNO	Hals-Nasen-Ohren
GERD	gastroösophageale Refluxkrankheit
HA	Hausarzt
J.	Jahre
K	Kalium
kg	Kilogramm
KHK	koronare Herzkrankheit
l	Liter
li	links
Lj.	Lebensjahr
LDH	Laktatdehydrogenase
M	männlich
Mg	Magnesium
MRT	Magnetresonanztomogramm, -grafie
Na	Natrium
NSAR	nichtsteroidale Antirheumatika
pAVK	periphere arterielle Verschlusskrankheit
PCR	Polymerase Chain Reaction, Polymerase-Kettenreaktion
re	rechts
RTW	Rettungswagen
Sg.	Singular
T_3	Triiodthyronin
T_4	Thyroxin
Tbl.	Tabletten
TSH	Thyroidea stimulierendes Hormon
TVT	tiefe Venenthrombose
VD	Verdachtsdiagnose
W	weiblich
Zig.	Zigaretten
Z. n.	Zustand nach

Abbildungsnachweis

Der Verweis auf die jeweilige Abbildungsquelle befindet sich bei allen Abbildungen im Werk am Ende des Legendentextes in eckigen Klammern. Alle nicht besonders gekennzeichneten Grafiken und Abbildungen © Elsevier GmbH, München.

J787-102 Colourbox.com/Birgit Reitz-Hofmann
J787-143 Colourbox.com/Dmitrii Shironosov
J787-183 Colourbox.com/Peopleimages.com
J787-190 Colourbox.com/#821
J787-226 Colourbox.com/SviatlanaLaza
J787-252 Colourbox.com/#285880
J787-253 Colourbox.com/#833
J787-254 Colourbox.com/#8
J787-255 Colourbox.com/Dean Drobot
J787-256 Colourbox.com/#224153
J787-257 Colourbox.com/#104513
J787-258 Colourbox.com/#5999
J787-259 Colourbox.com/ishay botbol
J787-260 Colourbox.com/#232319

Fehler gefunden?

An unsere Inhalte haben wir sehr hohe Ansprüche. Trotz aller Sorgfalt kann es jedoch passieren, dass sich ein Fehler einschleicht oder fachlich-inhaltliche Aktualisierungen notwendig geworden sind.

Sobald ein relevanter Fehler entdeckt wird, stellen wir eine Korrektur zur Verfügung. Mit diesem QR-Code gelingt der schnelle Zugriff.

https://else4.de/9783437213144

Wir sind dankbar für jeden Hinweis, der uns hilft, dieses Werk zu verbessern. Bitte richten Sie Ihre Anregungen, Lob und Kritik an folgende E-Mail-Adresse: kundendienst@elsevier.com

Inhaltsverzeichnis

I Übungen anhand von Fällen

KAPITEL

1 Fall Sebastian Müller

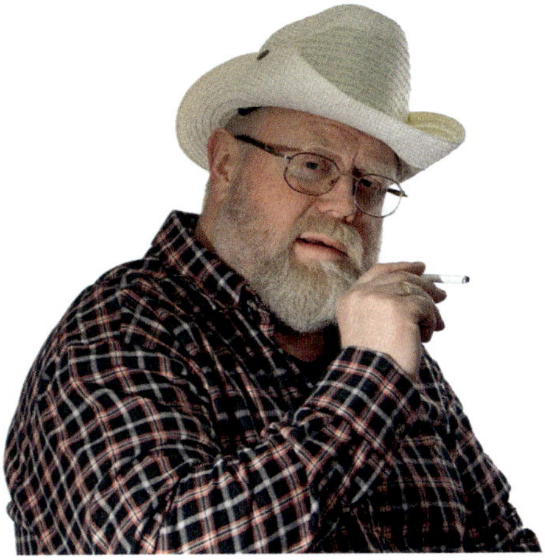

[J787-102]

1.1 Aufgabe

Rufen Sie über den QR-Code oder Link unten das Anamnesegespräch auf. Hören und notieren Sie die Informationen des Patienten im Anamnesebogen. Eine Vorlage des Anamnesebogens finden Sie im ➤ Anhang.

Wie lautet Ihre Verdachtsdiagnose? An welche Differenzialdiagnosen müssen Sie denken?

Welche Untersuchungen sind nötig und welche Ergebnisse der Untersuchungen erwarten Sie? Füllen Sie dazu auch den Anforderungsbogen (Vorlage im ➤ Anhang) aus.

Verfassen Sie abschließend einen Arztbrief.

www.elsevier.com/books-and-journals/book-companion/9783437213144

1.2 Lösung

Anamnesebogen

Allgemeine Daten

Geschlecht:	männlich
Patientenname:	Sebastian **Müller**
Geburtsdatum:	20.11.1966
Alter (Jahre):	59
Gewicht (kg):	98
Größe (cm):	175
Adresse:	Lauter Straße 25, Kesselheim
Hausarzt/-ärztin:	Dr. Vogel
Beruf:	Uhrmacher
Familienstand:	verwitwet
Kinder:	3 Kinder: 2 Söhne, 1 Tochter

Aktuelle Anamnese

- Überweisung vom Hausarzt
- seit ca. 3 Monaten belastungsabhängige, zunehmende Schmerzen im rechten Unterschenkel und Fuß
- Schmerzen beim Treppensteigen und bei längeren Gehstrecken
- muss oft aufgrund der starken Schmerzen stoppen und stehenbleiben

Vorerkrankungen und Operationen

- Zuckerkrankheit
- Bluthochdruck
- erhöhte Blutfettwerte
- Blinddarmentfernung als Kind
- Schienbeinbruch

Familienanamnese

- Vater: mit 84 an Herzinfarkt gestorben, litt an BHD (Bluthochdruck) und ↑ BFW (erhöhte Blutfettwerte)
- Mutter: mit 76 an Schlaganfall gestorben, litt an KHK (Koronare Herzkrankheit) und Krampfaderleiden
- Oma mütterlicherseits: ist an Lungenembolie gestorben, litt an TVT (tiefe Venenthrombose) und pAVK

Gynäkologische Anamnese

entfällt

Vegetative Anamnese

Temperatur:	36,5 °C
Schlaf:	normalerweise gut
Appetit:	sehr gut
Stuhlgang:	Obstipation ab und zu, aber es geht gut nach einem Abführtee
Miktio:	häufiges nächtliches Wasserlassen

Psyche

unauffällig

Medikamente

- Metformin 850 mg 1-0-1
- Glibenclamid 3,5 mg 0-1-0
- Lisinopril 20 mg 1-0-1
- Hydrochlorothiazid 25 mg 1-0-0
- Simvastatin 40 mg 0-0-1

Genussmittel/Drogen

- Nikotinkonsum: 30 Zigaretten täglich, seit 40 Jahren
- Alkoholkonsum: 2 Flaschen Bier, abends
- Drogen: keine

Allergien/Unverträglichkeiten

- Penicillin
- Erdnüsse
- Nickel
- Die Allergien äußern sich mit Hautausschlag, Juckreiz, juckenden Flecken und Schwellung.

Verdachtsdiagnose

pAVK (periphere arterielle Verschlusskrankheit)

Differenzialdiagnose

- TVT
- Phlebitis
- Zellulitis
- Kniearthrose

Mit dem Patienten besprochene Untersuchungen

- Körperliche Untersuchung, besonders im Abdomenbereich. (Bei Betrachtung: Narben? Hautverfärbung? Bluterguss? Schwellung? Rötung? Beim Abtasten: Tumoren? Schmerzen beim Anfassen oder beim Beugen und Strecken des Knies? Überwärmung? Pulsstatus: beidseitig Popliteal- und Fußpulse)
- Blutabnahme
- Gehstreckenmessung
- Duplexsonografie
- Oszillografie

Anforderungen

Untersuchung – 1	Untersuchung – 2
☐ Röntgen-Thorax	☐ Röntgen-Thorax
☐ CT	☐ CT
☐ MRT	☐ MRT
☐ Endoskopie	☐ Endoskopie
☐ Sonografie	☒ Sonografie
☐ Gastroskopie	☐ Gastroskopie
☐ EEG	☐ EEG
☐ EKG	☐ EKG
☐ ERCP	☐ ERCP
☐ FNP	☐ FNP
☐ HNO	☐ HNO
☐ Koloskopie	☐ Koloskopie
☐ Bronchoskopie	☐ Bronchoskopie
☒ Labor	☐ Labor
☐ …	☐ …

Angeforderte Untersuchung

- *Untersuchung – 1*
  - Blutabnahme (Blutbild + Chemie)
- *Untersuchung – 2*
  - Duplexsonografie

Klinische Angaben

- *Untersuchung – 1*
  - belastungsabhängige zunehmende Schmerzen im rechten Unterschenkel und Fuß
  - Hyperlipidämie
- *Untersuchung – 2*
  - belastungsabhängige zunehmende Schmerzen im rechten Unterschenkel und Fuß

Fragestellungen (Welche Ergebnisse erwarten wir von den Untersuchungen?)

- *Untersuchung – 1*
  - Erhöhte Entzündungsparameter? ↑ CRP, ↑ Leukozyten, ↑ Neutrophile
  - Elektrolytverschiebung: Na^+, K^+, Cl^-, Mg^{2+}
  - ↑ Thromboplastinzeit

- *Untersuchung – 2*
  - Stenose?
  - Sklerose?
  - Totalverschluss?
  - Tiefer oder oberflächlicher Verschluss?
  - Thrombose?

Diagnose

pAVK (periphere arterielle Verschlusskrankheit)

Erklärung

Der Patient kam wegen belastungsabhängiger zunehmender Schmerzen im rechten Unterschenkel und Fuß zu uns.

Als Risikofaktoren kommen die Folgenden in Betracht:
- Diabetes mellitus Typ 2
- Arterielle Hypertonie
- Hyperlipidämie
- Adipositas
- Nikotinabusus
- Genetische Gefäßerkrankung

Der Patient leidet an einer deutlichen Gefäßstörung, die belastungsabhängig ist. Jedes Mal, wenn der Patient versucht zu laufen oder Treppe zu steigen, wird eine Verminderung in der Durchblutung verursacht, infolgedessen fühlt der Patient Schmerzen.

Klinisch bleibt die Stenose lange Zeit asymptomatisch. Wie wir sehen können, hat die Hauptkrankheit vor Langem angefangen, aber durch die zunehmende Verengung und Verkalkung der Gefäße tritt die Ischämie immer häufiger auf und in der Folge nehmen die Beschwerden des Patienten zu.

Arztbrief

Der Patient kam per Überweisung vom Hausarzt zu uns.

Er klagte seit ca. 3 Monaten über belastungsabhängige zunehmende Schmerzen im rechten Unterschenkel und Fuß. Er erklärte, dass die Schmerzen beim Treppensteigen und bei längeren Gehstrecken aufgetreten seien.

Zudem müsse er aufgrund der starken Schmerzen stoppen und stehenbleiben, dann könne er aber nach einigen Minuten weitergehen.

1.3 Transkription Anamnesemonolog

Hallo! Guten Tag, Herr Doktor.
Ich bin Herr Sebastian Müller, ich buchstabiere: S-E-B-A-S-T-I-A-N M-Ü-L-L-E-R.

Ich bin am 20.11.1966 geboren und bin 59 Jahre alt.

Zurzeit wiege ich 98 kg und ich bin 1,75 m groß.

Meine aktuelle Adresse ist Kesselheim, Lauter Straße 25 (K-E-S-S-E-L-H-E-I-M) und mein Hausarzt ist Dr. Vogel (V-O-G-E-L).

Von Beruf bin ich Uhrmacher und mein Familienstand ist verwitwet. Meine arme Frau ist bei einem Autounfall gestorben. Gott sei Dank, dass ich drei 3 liebe Kinder habe, zwei Söhne und eine Tochter.

Ich bin zu Ihnen gekommen, weil ich seit ca. 3 Monaten zunehmende Schmerzen im rechten Unterschenkel und Fuß habe, die beim Treppensteigen und bei längeren Wegstrecken aufgetreten sind.

Wissen Sie, ich spaziere immer gerne, aber jetzt ist es für mich immer schwieriger geworden.

Aufgrund der starken Schmerzen muss ich oft stoppen und stehenbleiben. Nach wenigen Minuten kann ich weitergehen. Deshalb bin ich zu meinem Hausarzt gegangen, der mich zu Ihnen überwiesen hat.

Ich muss Ihnen auch sagen, dass ich an Bluthochdruck, Alterszucker und erhöhten Blutfettwerten leide. Dagegen nehme ich die folgenden Medikamente:
- Metformin 850 mg 1-0-1
- Glibenclamid 3,5 mg 0-1-0
- Lisinopril 20 mg 1-0-1
- Hydrochlorothiazid 25 mg 1-0-0
- Simvastatin 40 mg 0-0-1

Mein Vater hatte auch diese Krankheiten. Er litt an Bluthochdruck und erhöhten Blutfettwerten und ist mit 84 an einem Herzinfarkt gestorben.

Meine Mutter litt an einer koronaren Herzkrankheit sowie einem Krampfaderleiden. Sie ist mit 76 an einem Schlaganfall gestorben. Außerdem hatte meine Oma mütterlicherseits auch Gefäßprobleme sowie Gerinnungsstörungen. Sie ist an einer Lungenembolie gestorben und litt an Krampfadern und der Schaufensterkrankheit.

Selber hatte ich als Kind eine Blinddarmentfernung und einen Schienbeinbruch rechts.

Ich habe kein Fieber gehabt und die Schwester hat meine Temperatur gemessen, die 36,5 Grad war.

Normalerweise schlafe ich gut und mein Appetit ist wirklich immer sehr gut.

Ich leide ab und zu an Verstopfung, aber es geht nach einem Abführtee besser. Ferner gehe ich 1- oder 2-mal in der Nacht auf die Toilette, um zu pissen.

Ich rauche gerne, Herr Doktor, 30 Zigaretten täglich seit 40 Jahren. Ich kann ohne Zigaretten das Leben nicht ertragen. Dazu trinke ich 2 Flaschen Bier abends, aber ich habe nie Drogen ausprobiert.

Ich bin allergisch gegen Penicillin, Erdnüsse, Nickel.

Jedes Mal, wenn ich eine allergische Reaktion bekomme, äußert sie sich als Hautausschlag, Juckreiz, juckende Flecken und Schwellungen.

KAPITEL

2 Fall Franz Holzammer

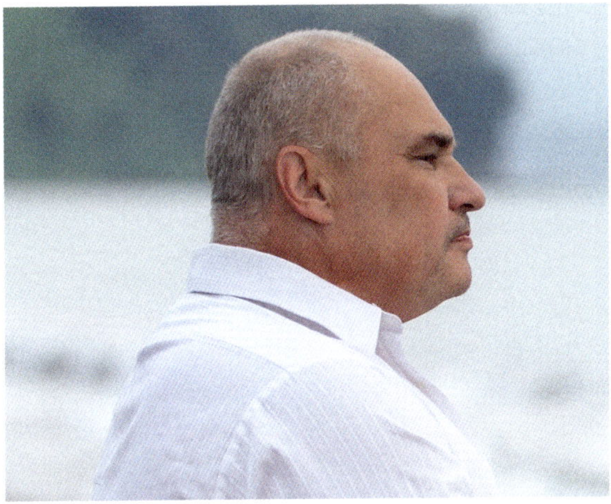

[J787-226]

2.1 Aufgabe

Rufen Sie über den QR-Code oder Link unten das Anamnesegespräch auf. Hören und notieren Sie die Informationen des Patienten im Anamnesebogen. Eine Vorlage des Anamnesebogens finden Sie im ➤ Anhang.

Wie lautet Ihre Verdachtsdiagnose? An welche Differenzialdiagnosen müssen Sie denken?

Welche Untersuchungen sind nötig und welche Ergebnisse der Untersuchungen erwarten Sie? Füllen Sie dazu auch den Anforderungsbogen (Vorlage im ➤ Anhang) aus.

Verfassen Sie abschließend einen Arztbrief.

www.elsevier.com/books-and-journals/book-companion/9783437213144

2.2 Lösung

Anamnesebogen

Allgemeine Daten

Geschlecht:	männlich
Patientenname:	Franz **Holzammer**
Geburtsdatum:	16.02.1983
Alter (Jahre):	42
Gewicht (kg):	100
Größe (cm):	184
Adresse:	Bahnhofstraße 42, 68752 Mettenheim
Hausarzt/-ärztin:	Herr Dr. Fleischer
Beruf:	Schreiner
Familienstand:	verheiratet
Kinder:	3 Kinder: 1 Sohn, 2 Töchter

Aktuelle Anamnese

- seit heute Morgen plötzlich aufgetretener, erstmaliger, starker Brustschmerz mit Engegefühl und Ausstrahlung in den linken Oberarm sowie die linke Schulter und den Unterkiefer
- Die Beschwerden sind beim Laufen in einer Sportveranstaltung aufgetreten.
- hat vor 8 Wochen mit dem Rauchen aufgehört und will wieder Sport treiben, um sein Körpergewicht zu reduzieren
- Die Schmerzen sind im Ruhezustand geblieben und im Verlauf der Zeit schlimmer geworden.
- Übelkeit und Schwindelgefühl ohne Erbrechen

Vorerkrankungen und Operationen

- BHD seit 2 Jahren
- Erhöhtes Cholesterin seit 2 Jahren
- Leistenbruch rechts vor 6 Jahren, wurde operiert

Familienanamnese

- Vater: mit 90 Jahren an Herzinfarkt gestorben
- Mutter: 75, leidet an Leberzirrhose
- Bruder mit 50 Jahren an Herzinfarkt gestorben

Gynäkologische Anamnese

entfällt

Vegetative Anamnese

Temperatur:	normal
Schlaf:	Durchschlafstörung wegen häufigen Wasserlassens
Appetit:	früher normal, seit einer Woche weniger geworden
Stuhlgang:	gelegentlich Verstopfung, Tee aus Apotheke hilft
Miktio:	muss nachts 3- bis 4-mal zum Wasserlassen gehen

Psyche

Angst wegen möglicher Herzinfarkt-Diagnose

Medikamente

- Ramipril 5 mg (1-0-0)
- Hydrochlorothiazid 25 mg (1-0-0)
- Simvastatin 20 mg (0-0-1)

Genussmittel/Drogen

- Ex-Raucher, vor 8 Wochen aufgehört, vorher 27 Jahre lang 10 Zigaretten/d geraucht
- 2–3 Flaschen Bier am Wochenende
- gelegentlich Haschisch in der Jungend, für 3–4 Jahre

Allergien/Unverträglichkeiten

- Jod

Verdachtsdiagnose

Myokardinfarkt

Differenzialdiagnose

- KHK
- Myokardinsuffizienz

Mit dem Patienten besprochene Untersuchungen

- Körperliche Untersuchung
- Laboruntersuchung
- Röntgen-Thorax
- EKG
- Echokardiografie

Anforderungen

Untersuchung - 1	Untersuchung - 2
☐ Röntgen-Thorax	☐ Röntgen-Thorax
☐ CT	☐ CT
☐ MRT	☐ MRT
☐ Endoskopie	☐ Endoskopie
☐ Sonografie	☐ Sonografie
☐ Gastroskopie	☐ Gastroskopie
☐ EEG	☐ EEG
☒ EKG	☐ EKG
☐ ERCP	☐ ERCP
☐ FNP	☐ FNP
☐ HNO	☐ HNO
☐ Koloskopie	☐ Koloskopie
☐ Bronchoskopie	☐ Bronchoskopie
☐ Labor	☒ Labor
☐ …	☐ …
☐ …	☐ …

Angeforderte Untersuchung

- *Untersuchung – 1*
  - EKG
- *Untersuchung – 2*
  - Blutabnahme

Klinische Angaben

- *Untersuchung – 1*
  - belastungsabhängige Brustschmerzen mit Engegefühl und Ausstrahlung in den linken Oberarm sowie in die linke Schulter und den Unterkiefer
- *Untersuchung – 2*
  - starke Brustschmerzen mit Engegefühl
  - erhöhtes Cholesterin seit 2 Jahren

Fragestellungen (Welche Ergebnisse erwarten wir von den Untersuchungen?)

- *Untersuchung – 1*
  - Ischämie?
  - Myokardinfarkt?
  - ST-Segment?
- *Untersuchung – 2*
  - Herzenzyme?
  - Cholesterin?

Diagnose

akuter Herzinfarkt

Erklärung

Ein Herzinfarkt ist ein akuter Verschluss einer Koronararterie, der zu einer Myokardischämie führt. Am häufigsten sind körperliche Anstrengung und Risikofaktoren (Adipositas, Nikotinkonsum) die Auslöser.

Arztbrief

Der Patient kam zu uns wegen seit heute Morgen akuter, persistierender, erstmaliger, starker Thorakalschmerzen mit Angina und mit Ausstrahlung in das linke Brachium sowie in die linke Schulter und die Mandibula. Der Patient erzählte, dass die Beschwerden beim Laufen in einer Sportveranstaltung aufgetreten seien. Der Patient gab an, dass er 8 Wochen zuvor mit dem Rauchen aufgehört habe und wieder Sport treiben wolle, um sein Körpergewicht zu reduzieren. Die Schmerzen seien im Ruhezustand geblieben und im Verlauf der Zeit schlimmer geworden. Außerdem klagte er über Nausea und Vertigo ohne Emesis. Die Fragen nach Palpitation, Dyspnoe und Pyrosis wurden verneint.

2.3 Transkription Anamnesemonolog

Guten Tag, mein Name ist Franz Holzammer, ich buchstabiere: F-R-A-N-Z H-O-L-Z-A-M-M-E-R. Ich bin 42 Jahre alt und bin am 16.02.1983 geboren. Zurzeit wiege ich 100 kg und bin 1,84 m groß, aber vor einem Jahr wog ich ganze 150 kg. Da habe ich gut abgenommen. Ich bin stolz auf mich.

Ich wohne in der Bahnhofstraße 42, Mettenheim 68752, und mein Hausarzt ist Herr Dr. Fleischer, ich buchstabiere: F-L-E-I-S-C-H-E-R. Ich bin Schreiner von Beruf, bin verheiratet und habe einen Sohn, Thomas, er ist 22 Jahre alt, auch Schreiner von Beruf, und ich habe zwei Töchter, die Zwillinge Sarah und Anna, die 10 Jahre alt sind.

Ich komme heute wegen dieser starken, komischen Schmerzen in der Brust. Es fühlt sich wie ein Druck in meiner ganzen Brust an und es wandert in meine linke Schulter, meinen linken Arm und meinen Unterkiefer. Es ist das erste Mal, dass ich ein solches Gefühl habe oder verspüre. Ich war heute Morgen bei einer Sportveranstaltung beim Laufen und dort haben die Beschwerden plötzlich angefangen. Vor 8 Wochen habe ich mit dem Rauchen aufgehört und will wieder Sport treiben, um weiter Gewicht zu reduzieren. Sobald die Schmerzen angefangen hatten, musste ich mich hinsetzen und für ein paar Minuten Pause machen, aber die Schmerzen sind schlimmer geworden. Danach war mir schwindelig und übel, aber ich habe nicht erbrochen. Ich habe keine Luftnot und ich leide nicht an Sodbrennen.

Ich leide seit 2 Jahren an Bluthochdruck. Dagegen nehme ich Ramipril 5 Milligramm 1-mal morgens und Hydrochlorothiazid 25 Milligramm 1-mal morgens. Auch hat mein Hausarzt vor zwei Jahren erhöhte Cholesterinwerte in meinem Blut festgestellt. Deswegen hat er mir Simvastatin 20 Milligramm 1-mal abends verschrieben.

Vor 6 Jahren hatte ich einen Leistenbruch auf der rechten Seite, der erfolgreich operiert wurde.

Mein Vater ist mit 90 Jahren an einem Herzinfarkt gestorben. Mein älterer Bruder ist mit 50 Jahren an der gleichen Sache gestorben. Deswegen bin ich ein bisschen nervös, wegen der möglichen Diagnose. Meine Mutter ist 75 Jahre alt und leidet an Leberzirrhose. Sie liebt einfach ihren selbstgemachten Wein zu sehr.

Der Pfleger hat meine Temperatur gemessen und es war wahrscheinlich normal. Ich schlafe manchmal nicht so gut, weil: Ich muss drei- bis viermal pro Nacht zum Wasserlassen gehen. Ich esse gerne, aber seit einer Woche ist mein Hunger weniger geworden. Ab und zu habe ich Verstopfung, aber ich habe einen Tee in der Apotheke gekauft und es hat mir viel geholfen.

Neben den Tabletten, die ich bereits sagte, nehme ich keine anderen Medikamente.

Ich rauche seit 8 Wochen nicht mehr, aber vorher rauchte ich 10 Zigaretten pro Tag, 27 Jahre lang. Ich trinke 2 oder 3 Flaschen Bier am Wochenende und als Jugendlicher habe ich ab und zu Haschisch geraucht, ungefähr 3 oder 4 Jahre lang.

Meine Mutter hat mir erzählt, dass ich allergisch gegen Jod bin, aber ehrlich gesagt: Ich habe das niemals erlebt. Als ich operiert wurde, habe ich es zu den Ärzten gesagt, und mehr nicht.

KAPITEL

3 Fall Paula Rammstein

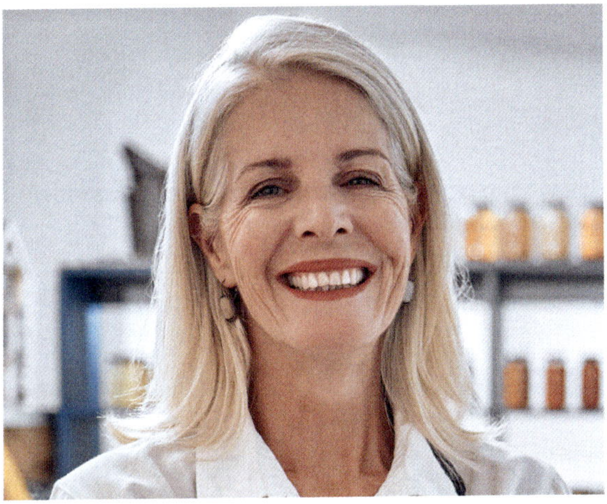

[J787-183]

3.1 Aufgabe

Rufen Sie über den QR-Code oder Link unten das Anamnesegespräch auf. Hören und notieren Sie die Informationen der Patientin im Anamnesebogen. Eine Vorlage des Anamnesebogens finden Sie im ➤ Anhang.

Wie lautet Ihre Verdachtsdiagnose? An welche Differenzialdiagnosen müssen Sie denken?

Welche Untersuchungen sind nötig und welche Ergebnisse der Untersuchungen erwarten Sie? Füllen Sie dazu auch den Anforderungsbogen (Vorlage im ➤ Anhang) aus.

Verfassen Sie abschließend einen Arztbrief.

www.elsevier.com/books-and-journals/book-companion/9783437213144

3.2 Lösung

Anamnesebogen

Allgemeine Daten

Geschlecht:	weiblich
Patientenname:	Paula **Rammstein**
Geburtsdatum:	27.05.1969
Alter (Jahre):	56
Gewicht (kg):	ca. 80
Größe (cm):	177
Adresse:	Hauptstraße 124, 56323 Horchheim
Hausarzt/-ärztin:	Herr Dr. Mathias Haas
Beruf:	Busfahrerin
Familienstand:	verwitwet
Kinder:	1 Tochter

Aktuelle Anamnese

- plötzlich einsetzender Schmerz im linken Bein (Knie, Wade, Fuß) mittags
- Schwierigkeiten beim Auftreten, nur Liegen auf dem Sofa möglich
- seit etwa 30 Minuten: Taubheits- und Kältegefühl im linken Bein, Bein ist kalt und blass
- kein messbarer Puls beim Test des linken Beines
- seit Jahren wegen Venenproblem in ärztlicher Behandlung

Vorerkrankungen und Operationen

- Rheuma (Rheumatoide Arthritis) seit 7 Jahren
- Blinddarmoperation (Appendektomie) vor ca. 15 Jahren

Familienanamnese

- Vater: 78, leidet seit mehr als 20 Jahren an Diabetes
- Mutter: 75, arterielle Hypertonie
- Ehemann: vor 6 Jahren gestorben (Autounfall)

Gynäkologische Anamnese

- Erste Periode (Menarche): mit 15 Jahren
- Letzte Periode (Menopause): mit 50 Jahren
- regelmäßige Kontrolle bei der Frauenärztin; letzter Besuch vor 5 Monaten, alles in Ordnung
- 2 Schwangerschaften: 1 Schwangerschaftsabbruch, 1 natürliche Entbindung

Vegetative Anamnese

Temperatur:	36,7 °C
Schlaf:	gut
Appetit:	gut
Stuhlgang:	unauffällig
Miktio:	unauffällig

Psyche

Einsamkeit und depressive Verstimmung seit dem Tod ihres Mannes

Medikamente

- Ibuprofen, wenn sie Schmerzen hat wegen Rheuma
- Voltaren-Plus-Salbe abends

Genussmittel/Drogen

- raucht 10–15 Zigaretten am Tag, seit 20 Jahren
- trinkt bis zu 6 Flaschen Bier in der Woche
- hat Haschisch probiert, als sie jung war

Allergien/Unverträglichkeiten

gegen Erdbeeren (Hautausschlag, starker Juckreiz)

Verdachtsdiagnose

akuter Verschluss der arteriellen Gefäßstrecke des Beines

Differenzialdiagnose

- Neuropathie
- fibromuskuläre Dysplasie – Strukturveränderungen in der Wand der Arterien, die zu Verengungen des Gefäßdurchmessers führen

Mit der Patientin besprochene Untersuchungen

- Sonografie
- EKG
- Labordiagnostik

Anforderungen

Untersuchung - 1	Untersuchung - 2
☐ Röntgen-Thorax	☐ Röntgen-Thorax
☐ CT	☐ CT
☐ MRT	☐ MRT
☐ Endoskopie	☐ Endoskopie
☒ Sonografie	☐ Sonografie
☐ Gastroskopie	☐ Gastroskopie
☐ EEG	☐ EEG
☐ EKG	☐ EKG
☐ ERCP	☐ ERCP
☐ FNP	☐ FNP
☐ HNO	☐ HNO
☐ Koloskopie	☐ Koloskopie
☐ Bronchoskopie	☐ Bronchoskopie
☐ Labor	☒ Labor
☐ …	☐ …
☐ …	☐ …

Angeforderte Untersuchung

- *Untersuchung – 1*
  - Sonografie
- *Untersuchung – 2*
  - Labor

Klinische Angaben

- *Untersuchung – 1*
  - Taubheitsgefühl
  - Blässe
  - Kein messbarer Puls
- *Untersuchung – 2*
  - Beschwerden

Fragestellungen (Welche Ergebnisse erwarten wir von den Untersuchungen?)

- *Untersuchung – 1*
  - Gefäßverschluss exakt lokalisieren
- *Untersuchung – 2*
  - erhöhte D-Dimere Werte

Diagnose

akuter Verschluss der arteriellen Gefäßstrecke des Beines

Erklärung

Begründung: typische Untersuchungsbefunde (Ruheschmerzen, Blässe der Haut, Sensibilitätsstörungen, kein Puls tastbar, Lähmung)

Arztbrief

Die Patientin kam notfallmäßig zu uns.

Sie berichtete, dass sie heute um die Mittagszeit einen plötzlichen Schmerz im linken Bein, vor allem im Bereich von Knie, Wade und Fuß verspürte.

Sie habe seitdem kaum noch auftreten können und nur auf dem Sofa gelegen.

In den letzten 30 Minuten sei noch zusätzlich ein Taubheits- und Kältegefühl in diesem Bereich aufgetreten.

3.3 Transkription Anamnesemonolog

Also, ich bin die Paula Rammstein – ich buchstabiere: R-A-M-M-S-T-E-I-N, ja genau, mit Doppel-M. Geboren bin ich am 27.05.1969, das macht mich jetzt 56 Jahre alt. Momentan wiege ich so um die 80 Kilo, bin 177 cm groß. Meine Adresse ist Hauptstraße 124 in Horchheim, 56323. Aber lassen Sie mich das lieber buchstabieren – H-O-R-C-H-H-E-I-M.

Mein Hausarzt ist der Herr Haas, Dr. Mathias Haas. Ich fahre beruflich Bus, ja echt, den ganzen Tag durch die Gegend. Meine Tochter Sabine arbeitet leider in Hamburg und kommt erst zu Ostern wieder zu Besuch. Ach ja, ich bin verwitwet, mein Mann ist vor sechs Jahren bei einem Autounfall gestorben, das war echt hart.

Heute beim Kochen hatte ich plötzlich so einen fiesen Schmerz im linken Bein. Erst dachte ich, es ist mein Knie, aber dann zog es bis runter in die Wade und in den Fuß. Konnte kaum mehr drauftreten und lag dann den ganzen Tag auf dem Sofa. Und seit etwa 30 Minuten ist mein Bein auch noch blass und kalt, und ich spüre es kaum noch.

Wegen meinen Venen bin ich schon seit ein paar Jahren beim Herrn Haas in Behandlung. Vor 15 Jahren oder so, keine Ahnung, ist schon echt lange her, hatte ich auch eine Blinddarm-OP. Rheuma hab ich auch schon seit sieben Jahren, da nehme ich manchmal Ibuprofen und abends massiere ich mich mit Voltaren Plus.

Ich habe das Gefühl, dass da kein Puls mehr im Bein ist. Sonst spüre ich den, wenn ich es massiere, damit es mir besser geht.

Meine Eltern leben noch. Mein Vater ist 78 und hat schon seit über 20 Jahren Diabetes, und meine Mutter ist 75 und hat hohen Blutdruck. Mit 15 habe ich meine erste Periode bekommen, und die letzte war nach dem Tod von meinem Mann mit 50 Jahren. War schon ein harter Schlag.

Ich war zwei Mal schwanger. Das erste Mal haben wir abgebrochen und dann zwei Jahre später kam Sabine zur Welt. Ich geh auch regelmäßig zur Frauenärztin. Mein letzter Besuch war vor etwa fünf Monaten, da war aber alles in Ordnung.

Hier wurde gerade meine Temperatur gemessen, war bei 36,7. Schlafe so 7–8 Stunden und esse auch ganz ordentlich. Gehe auch regelmäßig aufs Klo, groß und klein, alles im grünen Bereich.

Aber ehrlich gesagt fühle ich mich oft einsam und traurig, vor allem seit dem Tod von Peter, so hieß mein Mann. Rauchen tue ich auch, so 10–15 Zigaretten am Tag, manchmal auch mehr. Und trinken tue ich bis zu sechs Flaschen Bier in der Woche.

Ach ja, Peter und ich haben uns kennengelernt, als wir noch jung waren, und haben auch paar Mal Haschisch geraucht. Aber das ist schon ewig her. Und noch was, ich bekomm immer Ausschlag, wenn ich Erdbeeren esse. Juckt wie verrückt überall. Nervt echt, aber was kann man machen.

KAPITEL

4 Fall Heike Möller

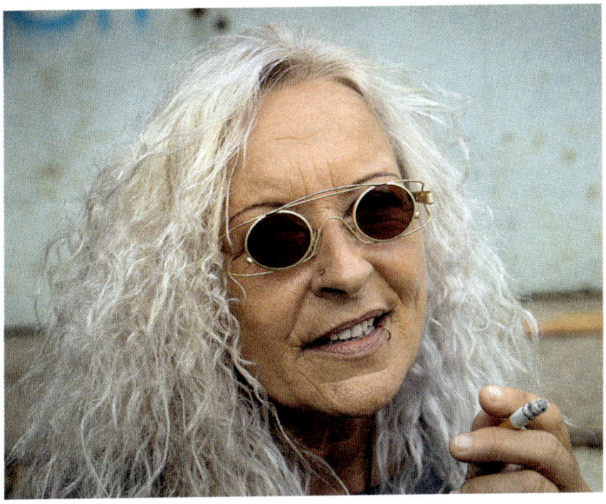

[J787-102]

4.1 Aufgabe

Rufen Sie über den QR-Code oder Link unten das Anamnesegespräch auf. Hören und notieren Sie die Informationen der Patientin im Anamnesebogen. Eine Vorlage des Anamnesebogens finden Sie im ➤ Anhang.

Wie lautet Ihre Verdachtsdiagnose? An welche Differenzialdiagnosen müssen Sie denken?

Welche Untersuchungen sind nötig und welche Ergebnisse der Untersuchungen erwarten Sie? Füllen Sie dazu auch den Anforderungsbogen (Vorlage im ➤ Anhang) aus.

Verfassen Sie abschließend einen Arztbrief.

www.elsevier.com/books-and-journals/book-companion/9783437213144

4.2 Lösung

Anamnesebogen

Allgemeine Daten

Geschlecht:	weiblich
Patientenname:	Heike **Möller**
Geburtsdatum:	10.01.1978
Alter (Jahre):	47
Gewicht (kg):	58
Größe (cm):	167
Adresse:	Jupiterstraße 10, 56355 Nastätten
Hausarzt/-ärztin:	Frau Dr. Regina Stobbe
Beruf:	Lagermitarbeiterin
Familienstand:	geschieden
Kinder:	keine

Aktuelle Anamnese

- seit einer Woche wiederholte Fieberschübe
- Fieber manchmal über 40 °C
- Schwäche und Krankheitsgefühl, Appetitlosigkeit, Konzentrationsstörungen (Unaufmerksamkeit) und Müdigkeit
- Hausärztin hat wg. V. a. Bronchitis mit Antibiotikum behandelt, ohne Besserung
- war bis vor 4 Jahren drogenabhängig
- gibt an, sich „gelegentlich auch noch etwas zu spritzen, aber echt selten"

Vorerkrankungen und Operationen

- chronisch aktive Hepatitis C
- vor 7 Jahren tiefe Beinvenenthrombose links infolge Drogeninjektion in die Beinvene
- Gallenblasenentfernung (Cholezystektomie) vor 5 Jahre wegen Gallensteinen

Familienanamnese

- Vater: mit 78 an Leberzirrhose gestorben
- Mutter: 76, lebt im Altenheim, vor 2 Jahren Herzinfarkt

Gynäkologische Anamnese

- erste Periode (Menarche) mit 14
- geht nicht regelmäßig zum Frauenarzt, das letzte Mal vor 3 Jahren, alles war in Ordnung

Vegetative Anamnese

Temperatur:	39,6 °C
Schlaf:	Durchschlafstörung wegen aktueller Beschwerden
Appetit:	momentan wenig
Stuhlgang:	unauffällig
Miktio:	unauffällig

Psyche
vor 3 Jahren in psychiatrischer Behandlung wegen Depressionen und Stimmungsschwankungen, während Drogenentzug

Medikamente

Roxithromycin 300 mg 1-0-1

Genussmittel/Drogen
- raucht 10–15 Zigaretten pro Tag, seit 20 Jahren
- trinkt bis zu 10 Flaschen Bier in der Woche
- war (ist) drogenabhängig

Allergien/Unverträglichkeiten
keine

Verdachtsdiagnose

bakterielle (infektiöse) Endokarditis

Differenzialdiagnose

- Pneumonie
- Myokarditis (Herzmuskelentzündung)
- Perikarditis (Herzbeutelentzündung)

Mit der Patientin besprochene Untersuchungen

- Labordiagnostik
- Röntgen-Thorax
- EKG

Anforderungen

Untersuchung - 1	Untersuchung - 2
☐ Röntgen-Thorax	☐ Röntgen-Thorax
☐ CT	☐ CT
☐ MRT	☐ MRT
☐ Endoskopie	☐ Endoskopie
☐ Sonografie	☐ Sonografie
☐ Gastroskopie	☐ Gastroskopie
☐ EEG	☐ EEG
☐ EKG	☐ EKG
☐ ERCP	☐ ERCP
☐ FNP	☐ FNP
☐ HNO	☐ HNO
☐ Koloskopie	☐ Koloskopie
☐ Bronchoskopie	☐ Bronchoskopie
☐ Labor	☒ Labor
☒ Blutkultur	☐ …
☐ …	☐ …

Angeforderte Untersuchung

- *Untersuchung – 1*
  - Blutkultur
- *Untersuchung – 2*
  - Labordiagnostik

Klinische Angaben

- *Untersuchung – 1*
  - Fieber unklarer Sache
- *Untersuchung – 2*
  - Fieber, Müdigkeit

Fragestellungen (Welche Ergebnisse erwarten wir von den Untersuchungen?)

- *Untersuchung – 1*
  - Zum Nachweis der Erreger (Viren, Bakterien oder Pilze, die die Krankheit verursachen können)
- *Untersuchung – 2*
  - Leukozyten, CRP, Anämie, Thrombozyten

Diagnose

bakterielle (infektiöse) Endokarditis

Erklärung

Begründung: Fieber unklarer Ursache und allgemeine Symptome (Schwäche, Appetitlosigkeit, Konzentrationsstörungen, Müdigkeit)

Personen, die sich Drogen spritzen, haben ein hohes Risiko für Endokarditis, weil sie sich mit verunreinigten Nadeln, Spritzen und Lösungen Bakterien direkt ins Blut injizieren.

Arztbrief

Die Patientin kam zu uns per Einweisung vom HA wegen sich seit einer Woche wiederholender Fieberschübe, bis über 40 °C.

Außerdem klagte sie über Schwäche- und Krankheitsgefühl, Appetitslosigkeit, Konzentrationsstörungen und Müdigkeit.

Der HA habe sie wegen des Verdachts auf Bronchitis mit Antibiotikum (Roxithromycin) behandelt. Die Symptome seien aber darunter nicht besser geworden.

Die Patientin erzählte, dass sie bis vor 4 Jahre drogenabhängig gewesen sei, und sie gibt an, sich gelegentlich auch noch etwas gespritzt zu haben.

4.3 Transkription Anamnesemonolog

Na, ich bin die Heike Möller also (H-E-I-K-E, M-O Umlaut -L-L-E-R), 47 Jahre alt, geboren am 10.01.1978. Ich bin momentan 58 Kilo schwer und 167 cm groß. Ich wohne in der Jupiterstraße (J-U-P-I-T-E-R) 10 in Nastätten (N-A-S-T-Ä-T-T-E-N) 56355, das ist meine aktuelle Meldeadresse. Meine Hausärztin ist Frau Dr. Regina Stobbe (S-T-O-B-B-E). Ich arbeite im Lager und packe da die Sachen, die die Kunden kaufen, in Kartons. Bin geschieden und hab keine Kinder.

Mir geht es seit einer Woche richtig mies. Fühl mich total fiebrig, habe immer wieder Fieberschübe, manchmal sogar über 40 Grad. Dazu habe ich überhaupt keinen Appetit, obwohl ich normalerweise ein guter Esser bin. Fühle mich richtig krank und schwach, kann mich kaum auf einfache Sachen konzentrieren und bin ständig müde.

War schon bei meiner Hausärztin, und die hat mich mit Roxithromycin behandelt, weil sie Verdacht auf Bronchitis hatte. Aber irgendwie hat das nix gebracht, meine Beschwerden sind immer noch da, keine Besserung in Sicht.

Ach ja, übrigens, ich war früher mal drogenabhängig, bis vor 4 Jahren, aber jetzt eigentlich nicht mehr. Ab und zu spritz ich mir zwar noch was, aber das passiert echt selten. Durch die Kacke hab ich mir eine chronische Hep C eingefangen.

Vor 7 Jahren hatte ich eine Beinvenenthrombose links, kam leider nach einer Drogeninjektion ins Bein. Und vor 5 Jahren wurde mir die Gallenblase entfernt, weil da Steine drin waren.

Mein Vater ist mit 78 an Leberzirrhose gestorben, und meine Mutter ist im Altenheim, 76 Jahre alt. Vor etwa 2 Jahren hatte sie einen Herzinfarkt. Meine erste Periode hatte ich glaub ich mit 14 Jahren. Zum Frauenarzt geh ich nur, wenn ich Beschwerden hab. Das letzte Mal war ich vor etwa 3 Jahren, da war aber alles okay.

Der Pfleger hier hat grad meine Temperatur gemessen, war bei 39,6. Ich wach nachts oft wegen dem Fieber auf und kann dann nicht mehr schlafen. Wie gesagt, ich hab kaum Appetit und esse viel weniger als sonst. Aber wenigstens aufs Klo geh ich problemlos, da funktioniert alles wie es soll.

Ich war auch mal in psychiatrischer Behandlung, als ich noch im Drogenentzugsprogramm war. Wegen Depressionen und Stimmungsschwankungen. Nehme jetzt wie gesagt Roxithromycin 300 mg, morgens und abends. Rauche seit 20 Jahren so 10–15 Zigaretten am Tag und trink auch so 10 Flaschen Bier in der Woche. Allergien habe ich keine.

KAPITEL

5 Fall Marie Luise Schneyder

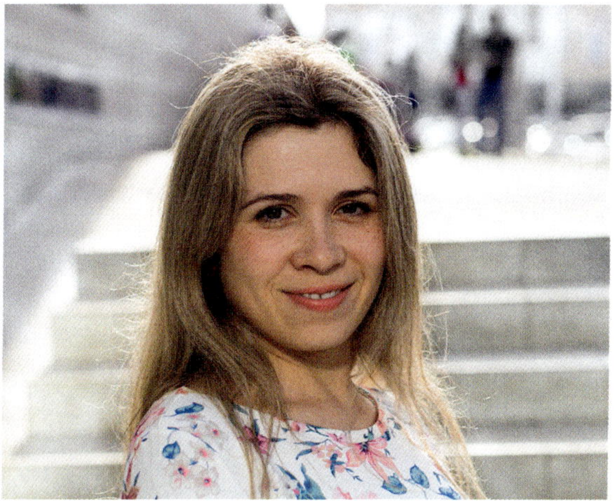

[J787-252]

5.1 Aufgabe

Rufen Sie über den QR-Code oder Link unten das Anamnesegespräch auf. Hören und notieren Sie die Informationen der Patientin im Anamnesebogen. Eine Vorlage des Anamnesebogens finden Sie im ➤ Anhang.

Wie lautet Ihre Verdachtsdiagnose? An welche Differenzialdiagnosen müssen Sie denken?

Welche Untersuchungen sind nötig und welche Ergebnisse der Untersuchungen erwarten Sie? Füllen Sie dazu auch den Anforderungsbogen (Vorlage im ➤ Anhang) aus.

Verfassen Sie abschließend einen Arztbrief.

www.elsevier.com/books-and-journals/book-companion/9783437213144

5.2 Lösung

Anamnesebogen

Allgemeine Daten

Geschlecht:	weiblich
Patientenname:	Marie Luise **Schneyder**
Geburtsdatum:	16.04.1994
Alter (Jahre):	31
Gewicht (kg):	59
Größe (cm):	155
Adresse:	Binger Straße 135, 55218 Ingelheim
Hausarzt/-ärztin:	Dr. Berthold
Beruf:	Lehrerin
Familienstand:	ledig
Kinder:	keine

Aktuelle Anamnese

- seit 4 Tagen bestehende Kopfschmerzen und Gliederschmerzen sowie Atemnot
- fühlt sich seit der Rückkehr vom Urlaub in Vietnam 1 Woche zuvor nicht wohl
- seit gestern Abend Fieber bis 40 °C, das von Schüttelfrost und Husten ohne Auswurf begleitet ist
- hat 1 g Paracetamol genommen, aber das Fieber ist nicht gesunken
- heute früh 2- bis 3-mal Durchfall, keine Bauschmerzen oder Übelkeit

Vorerkrankungen und Operationen

- Wundrose vor 5 Jahren nach Schnittverletzung am linken Fußrücken, mit Antibiotika behandelt
- Masern, Röteln und Keuchhusten als Kind
- vor 1 Jahr Knoten in der linken Brust, operiert, gutartig

Familienanamnese

- Vater: mit 64 an Nierenkrebs gestorben
- Mutter: 62, leidet an Herzschwäche
- keine Geschwister

Gynäkologische Anamnese

- erste Periode (Menarche) mit 15
- letzte Periode vor 3 Wochen
- regelmäßig 1-mal pro Jahr bei Frauenärztin, letzter Frauenarztbesuch vor 3 Monaten, unauffällig

Vegetative Anamnese

Temperatur:	39,2 °C
Schlaf:	Durchschlafstörung wegen Fieber und Schüttelfrost
Appetit:	früher normal, seit einer Woche weniger geworden
Stuhlgang:	heute Durchfall 2- bis 3-mal
Miktio:	unauffällig

Psyche

angespannt, Angst vor kleinen Räumen

Medikamente

keine

Genussmittel/Drogen

- Ex-Raucherin, mit 25 aufgehört, vorher 5 Jahre lang 5 Zigaretten/d
- 1 Glas Weißwein, 2–3 Mal/Monat
- keine Drogen

Allergien/Unverträglichkeiten

gegen Erdbeeren und braunes Pflaster (Juckreiz und Hautausschlag)

Verdachtsdiagnose

COVID-19

Differenzialdiagnose

- Malaria
- Dengue-Fieber
- Brucellose

Mit der Patientin besprochene Untersuchungen

- körperliche Untersuchung
- Laboruntersuchung
- Pharynx-Abstrich
- Röntgen-Thorax
- Sonografie-Abdomen

Anforderungen

Untersuchung - 1	Untersuchung - 2
☐ Röntgen-Thorax	☒ Röntgen-Thorax
☐ CT	☐ CT
☐ MRT	☐ MRT
☐ Endoskopie	☐ Endoskopie
☐ Sonografie	☐ Sonografie
☐ Gastroskopie	☐ Gastroskopie
☐ EEG	☐ EEG
☐ EKG	☐ EKG
☐ ERCP	☐ ERCP
☐ FNP	☐ FNP
☐ HNO	☐ HNO
☐ Koloskopie	☐ Koloskopie
☐ Bronchoskopie	☐ Bronchoskopie
☐ Labor	☐ Labor
☒ Pharynx-Abstrich	☐ …
☐ …	☐ …

Angeforderte Untersuchung

- *Untersuchung – 1*
  - Pharynx-Abstrich
- *Untersuchung – 2*
  - Röntgen-Thorax

Klinische Angaben

- *Untersuchung – 1*
  - seit 4 Tagen bestehende Kopfschmerzen, Gliedschmerzen und Atemnot
  - Fieber bis 40 °C
- *Untersuchung – 2*
  - seit 4 Tagen bestehende Atemnot

Fragestellungen (Welche Ergebnisse erwarten wir von den Untersuchungen?)

- *Untersuchung – 1*
  - SARS-CoV-2?
- *Untersuchung – 2*
  - Interstitielle Infiltrate?
  - Emphysem?

Diagnose

Malaria + COVID-19

Erklärung

Bei Malaria und COVID-19 können grippeähnliche Symptome auftreten. Kopfschmerzen, Gliederschmerzen und (regelmäßiges oder unregelmäßiges) Fieber sind die häufigsten Hauptsymptome, insbesondere nach einem Urlaub in Endemieländern. Husten ohne Auswurf und Atemnot können auf COVID-19 hinweisen.

Arztbrief

Die Patientin kam zu uns wegen seit 4 Tagen persistierender Cephalgie, Gliederschmerzen und Dyspnoe. Seit der Rückkehr vom Urlaub in Vietnam 1 Woche zuvor fühle sie sich nicht wohl. Außerdem leide sie seit gestern Abend unter rezidivierender, aber unregelmäßiger Pyrexie bis 40 °C, die von Schüttelfrost und Tussis ohne Expektoration begleitet sei. Zudem erzählte sie, dass sie 1 g Paracetamol genommen habe, aber das Fieber nicht gesunken sei. Heute früh 2- bis 3-mal Diarrhoe. Die Fragen nach Abdominalschmerzen, Nausea sowie Emesis wurden verneint.

5.3 Transkription Anamnesemonolog

Guten Tag, mein Name ist Marie Luise Schneyder, ich buchstabiere: M-A-R-I-E L-U-I-S-E S-C-H-N-E-Y-D-E-R. Ich bin 31 Jahre alt und bin am 16.04.1994 geboren. Ich wiege 59 Kilogramm und bin 1 Meter 55 groß. Ich wohne in der Binger Straße 135 in 55218 Ingelheim. Mein Hausarzt ist Herr Dr. Berthold, ich buchstabiere: B-E-R-T-H-O-L-D.

Ich bin Lehrerin von Beruf, ledig und habe keine Kinder.

Ich komme heute, weil ich seit 4 Tagen Kopfschmerzen, Gliederschmerzen und Atemnot habe. Ich bin vor 1 Woche vom Urlaub aus Vietnam zurückgekommen und seitdem fühle ich mich nicht wohl. Gestern Abend habe ich hohes Fieber gehabt, deswegen habe ich meine Temperatur gemessen, die 40 Grad war. Während der Nacht hatte ich Schüttelfrost und trockenen Husten. Dagegen habe ich 1 Gramm Paracetamol genommen, aber die Temperatur ist gar nicht gesunken. Heute Morgen bin ich 2 oder 3-mal zum Klo gegangen, aber ich habe keine Bauchschmerzen oder so. Auch ist mir nicht übel und ich habe nicht erbrochen.

Vor 5 Jahren, nach einer Schnittverletzung an meinem linken Fußrücken, hatte ich Wundrose. Ich war bei meinem Hausarzt gewesen und er hat mir Antibiotika verschrieben. Nach 3 Tagen war alles besser geworden. Jetzt habe ich nur eine große Narbe am Fuß.

Als Kind war ich mehrmals im Krankenhaus wegen verschiedenen Sachen gewesen, ich erinnere mich nur an Masern und Röteln. Oh, jetzt, wo ich mich erinnere, ich hatte auch Keuchhusten. Das war ganz schlimm. Ich musste eine Woche im Krankenhaus bleiben.

Vor 1 Jahr hatte meine Frauenärztin einen Knoten in der linken Brust festgestellt, der entfernt wurde. Sie hat ihn zur Pathologie geschickt und zum Glück war es kein Krebs.

Mein Vater ist mit 64 an Nierenkrebs gestorben. Meine Mutter ist 62 und leidet an Herzschwäche. Ich bin Einzelkind.

Meine erste Periode bekam ich mit 15 und meine letzte vor 3 Wochen. Wegen dem Knoten in meiner Brust muss ich regelmäßig jedes Jahr zu meiner Frauenärztin gehen. Der letzte Besuch war vor 3 Monaten und alles war in Ordnung.

Der Pfleger hat hier meine Temperatur gemessen, die 39,2 Grad war. Heute habe ich nicht gut durchgeschlafen, wegen des Fiebers und des Schüttelfrosts. Früher war mein Appetit normal, aber seit einer Woche ist er weniger geworden. Normalerweise habe ich kein Problem beim Stuhlgang aber, wie gesagt, war ich heute 2- bis 3-mal zur Toilette. Zumindest habe ich kein Problem mit dem Pinkeln.

Ich habe Angst vor kleinen Räumen, also sagen Sie mir bitte nicht, dass ich in eine dieser schmalen Maschinen muss.

Ich nehme momentan keine Medikamente, außer die Paracetamol-Tabletten, wovon ich schon erzählt habe.

Ich habe mit dem Rauchen vor 6 Jahren aufgehört, damals rauchte ich 5 Zigaretten pro Tag, etwa 5 Jahre lang. Ich habe nie Drogen ausprobiert. 2- bis 3-mal im Monat trinke ich ein Glas Weißwein.

Ich bin allergisch gegen Erdbeeren und braune Pflaster. Wenn ich in Kontakt damit komme, kriege ich überall Juckreiz und Hautausschlag.

KAPITEL

6 Fall Karl Lirmann-Fleischer

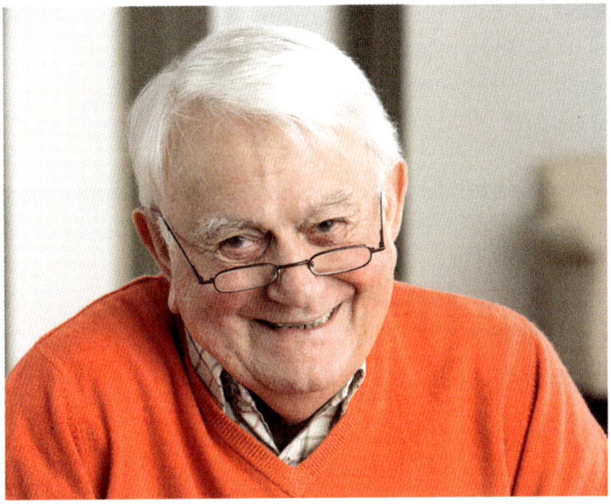

[J787-190]

6.1 Aufgabe

Rufen Sie über den QR-Code oder Link unten das Anamnesegespräch auf. Hören und notieren Sie die Informationen des Patienten im Anamnesebogen. Eine Vorlage des Anamnesebogens finden Sie im ➤ Anhang.

Wie lautet Ihre Verdachtsdiagnose? An welche Differenzialdiagnosen müssen Sie denken?

Welche Untersuchungen sind nötig und welche Ergebnisse der Untersuchungen erwarten Sie? Füllen Sie dazu auch den Anforderungsbogen (Vorlage im ➤ Anhang) aus.

Verfassen Sie abschließend einen Arztbrief.

www.elsevier.com/books-and-journals/book-companion/9783437213144

6.2 Lösung

Anamnesebogen

Allgemeine Daten

Geschlecht:	männlich
Patientenname:	Karl **Lirmann-Fleischer**
Geburtsdatum:	01.01.1947
Alter (Jahre):	78
Gewicht (kg):	84
Größe (cm):	166
Adresse:	Ludwig-Marx-Straße 21, 55132 Mainz-Laubenheim
Hausarzt/-ärztin:	Dr. Fehrsenstein
Beruf:	Rentner, früher Ingenieur
Familienstand:	verheiratet
Kinder:	2 Söhne (40, 35)

Aktuelle Anamnese

- Überweisung vom HA
- seit 2 Tagen plötzlich aufgetretenes Schwindelgefühl und Unsicherheit beim Laufen
- war heute Morgen beim HA, um seinen BD zu messen: 210/160
- Arzt hat ein Medikament gespritzt und den Krankenwagen angerufen
- keine Brustschmerzen, Herzrasen oder Luftnot

Vorerkrankungen und Operationen

- BHD seit 1993
- erhöhte BFW seit 13 Jahren
- Hepatitis C seit 2002
- grüner Star seit 9 Jahren (beidseitig)
- Nephropathie seit 10 Jahren
- Herzrhythmusstörungen seit 6 Jahren

Familienanamnese

- Eltern vor langem gestorben
- älterer Sohn leidet an Leberzirrhose

Gynäkologische Anamnese

entfällt

Vegetative Anamnese

Temperatur:	37,3 °C
Schlaf:	gut, manchmal Ein- und Durchschlafstörungen
Appetit:	seit einiger Zeit weniger geworden
Stuhlgang:	unauffällig
Miktio:	muss nachts 2-mal zum Wasserlassen gehen

Psyche
aufgeregt wegen der Beschwerden

Medikamente
- Captopril 25 mg (1-0-0)
- ASS 100 mg (1-0-0)
- Simvastatin 20 mg (0-0-1)
- Amiodaron 200 mg (1-0-0)
- Augentropfen Timolol (2-0-0)

Genussmittel/Drogen
- Raucher, 20 Zigaretten/d seit 30 Jahren
- 1 Glas Bier/d seit 20 Jahren
- keine Drogen

Allergien/Unverträglichkeiten
keine Allergien bekannt

Verdachtsdiagnose

hypertensive Krise

Differenzialdiagnose

- akute Niereninsuffizienz
- intrazerebrale Blutung

Mit dem Patienten besprochene Untersuchungen

- körperliche Untersuchung
- Labor-Untersuchung
- EKG
- Echokardiografie
- MRT Schädel
- Langzeitblutdruckmessung

Anforderungen

Untersuchung - 1	Untersuchung - 2
☐ Röntgen-Thorax	☐ Röntgen-Thorax
☐ CT	☐ CT
☐ MRT	☒ MRT
☐ Endoskopie	☐ Endoskopie
☐ Sonografie	☐ Sonografie
☐ Gastroskopie	☐ Gastroskopie
☐ EEG	☐ EEG
☐ EKG	☐ EKG
☐ ERCP	☐ ERCP
☐ FNP	☐ FNP
☐ HNO	☐ HNO
☐ Koloskopie	☐ Koloskopie
☐ Bronchoskopie	☐ Bronchoskopie
☐ Labor	☐ Labor
☒ Langzeitblutdruckmessung	☐ …
☐ …	☐ …

Angeforderte Untersuchung

- *Untersuchung – 1*
  - Langzeitblutdruckmessung
- *Untersuchung – 2*
  - MRT Schädel

Klinische Angaben

- *Untersuchung – 1*
  - BD 210/160
- *Untersuchung – 2*
  - Schwindelgefühl und Unsicherheit beim Laufen

Fragestellungen (Welche Ergebnisse erwarten wir von den Untersuchungen?)

- *Untersuchung – 1*
  - Weißkittelhypertonie?
  - Labile Hypertonie?
- *Untersuchung – 2*
  - Intrakraniale Hämorrhagie?
  - Ischämie?

Diagnose

hypertensive Krise

Erklärung

Bei einer hypertensiven Krise kommt es zu einem exzessiven Blutdruckanstieg mit Blutdruckwerten > 230 mmHg systolisch und/oder 130 mmHg diastolisch sowie zur Beeinträchtigung von Organfunktionen (z. B. Lungenödem, zerebrale Blutung) bis hin zu vitaler Bedrohung. Die Symptome sind unspezifisch: Kopfschmerzen, Sehstörungen, Nasenbluten, Schwindel, Erbrechen, Dyspnoe etc. …

Arztbrief

Der Patient kam per Überweisung vom HA zu uns wegen seit 2 Tagen akuter Vertigo und Ataxie. Wegen der Symptome sei der Patient heute Morgen beim HA gewesen, um seinen BD zu messen, der 210/160 mmHg gewesen sei. Der Arzt habe dem Patienten ein Medikament injiziert und den Krankenwagen angerufen. Die Fragen nach Thorakalschmerzen, Tachykardie und Dyspnoe wurden verneint.

6.3 Transkription Anamnesemonolog

Guten Tag, mein Name ist Karl Lirmann-Fleischer, ich buchstabiere: K-A-R-L, Familienname L-I-R-M-A-N-N Bindestrich F-L-E-I-S-C-H-E-R. Ich bin 78 Jahre alt und bin am 01.01.1947 geboren. Ich wiege 84 Kilogramm und bin 166 Zentimeter groß. Ich wohne in der Ludwig-Marx-Straße 21 in 55132 Mainz-Laubenheim. Mein Hausarzt ist Herr Dr. Fehrsenstein, ich buchstabiere: F-E-H-R-S-E-N-S-T-E-I-N. Ich bin schon lange Rentner, aber früher war ich Ingenieur. Ich bin verheiratet und habe 2 Söhne, Jonas und Florian. Jonas ist 35, Florian ist 40.

Mein Hausarzt hat mich heute hierhin geschickt, weil ich seit 2 Tagen dieses Schwindelgefühl habe. Ich fühle mich nicht sicher beim Laufen. Trotzdem bin ich zu meinem Hausarzt, um meinen Blutdruck zu messen. Er hat es gründlich gemacht. Er war ganze 210/160. Ich war überrascht, dass mein Blutdruck so hoch war, weil ich jeden Tag meine Tabletten gegen Bluthochdruck nehme. Aufgrund dieses Blutdrucks hat er mir etwas gespritzt und sofort einen Krankenwagen angerufen. Seltsamerweise habe ich keine Schmerzen in der Brust, Herzrasen oder Luftnot, nur dieser Schwindel, der nicht weggeht.

Ich leide an diesem Bluthochdruck seit 1993. Dagegen nehme ich Captopril 25 Milligramm und Aspirin 100 Milligramm morgens. Auch leide ich seit 13 Jahren an erhöhten Blutfettwerten. Dafür muss ich Simvastatin 20 Milligramm abends einnehmen. Ich leide auch an einer Herzrhythmusstörung, seit 6 Jahren. Dagegen nehme ich Amiodaron 200 mg, einmal morgens. Zusätzlich habe ich beidseitigen grünen Star, seit 9 Jahren, und dafür muss ich Timolol Augentropfen, einmal morgens, benutzen. Und dann leide ich an einer Nephropathie, seit 10 Jahren, aber ich nehme keine Tabletten dafür. Ich wurde noch nie operiert. Seit 2002 habe ich Hepatitis, ich glaube es ist C.

Meine Eltern sind vor langem gestorben und mein Sohn leidet an einer Leberzirrhose. Er trinkt einfach zu viel.

Die Schwester hat meine Temperatur gemessen und sie war 37,3 Grad. Ich schlafe sehr gut und gerne, aber manchmal habe ich Probleme beim Einschlafen und Durchschlafen. Mein Appetit ist gut, aber seit einiger Zeit ist er weniger geworden. Ich habe kein Problem beim Stuhlgang, aber ich muss nachts 2-mal zum Wasserlassen gehen.

Ich bin aufgeregt wegen der Beschwerden.

Ich rauche 20 Zigaretten pro Tag, seit 30 Jahren, und ich trinke ein Bier täglich, seit 20 Jahren. Drogen habe ich niemals ausprobiert.

Ich habe keine Allergien, die ich kenne.

KAPITEL

7 Fall Marie-Luise Reinheimer

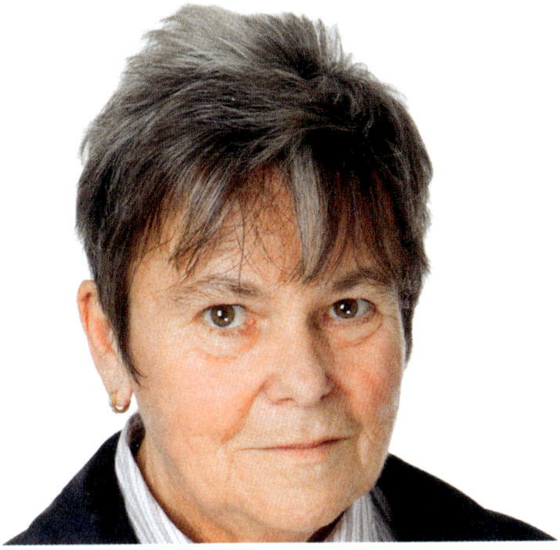

[J787-102]

7.1 Aufgabe

Rufen Sie über den QR-Code oder Link unten das Anamnesegespräch auf. Hören und notieren Sie die Informationen der Patientin im Anamnesebogen. Eine Vorlage des Anamnesebogens finden Sie im ➤ Anhang.

Wie lautet Ihre Verdachtsdiagnose? An welche Differenzialdiagnosen müssen Sie denken?

Welche Untersuchungen sind nötig und welche Ergebnisse der Untersuchungen erwarten Sie? Füllen Sie dazu auch den Anforderungsbogen (Vorlage im ➤ Anhang) aus.

Verfassen Sie abschließend einen Arztbrief.

www.elsevier.com/books-and-journals/book-companion/9783437213144

7.2 Lösung

Anamnesebogen

Allgemeine Daten

Geschlecht:	weiblich
Patientenname:	Marie-Luise **Reinheimer**
Geburtsdatum:	13.02.1958
Alter (Jahre):	67
Gewicht (kg):	59
Größe (cm):	165
Adresse:	Bahnhofstraße 5, Worms
Hausarzt/-ärztin:	Dr. Meyr
Beruf:	Rentnerin, früher Bäckerin
Familienstand:	geschieden
Kinder:	2 Töchter

Aktuelle Anamnese

- seit 2 Stunden blutiges Erbrechen
- Übelkeit
- Sie habe sowohl frisch blutig als auch etwas kaffeesatzartig erbrochen.
- häufige Aspirin-Einnahme wegen Kopfschmerzen
- Appetitminderung
- Blässe seit 4 Wochen

Vorerkrankungen und Operationen

- Bluthochdruck seit 15 Jahren
- Grüner Star
- Blinddarmentfernung mit 25 Jahren
- Bandscheibenvorfall 2005

Familienanamnese

- Vater: mit 76 an Leberzirrhose gestorben
- Mutter: mit 69 Schlaganfall, lebt seitdem im Seniorenheim

Gynäkologische Anamnese

- erste Regelblutung mit 15
- letzte Regelblutung mit 52
- Partus 2, Leben 2, Abortus keine, Prämatures keine
- Sie sei regelmäßig beim Frauenarzt, letzte Untersuchung war unauffällig.

Vegetative Anamnese

Temperatur:	36,5 °C
Schlaf:	Einschlafstörung
Appetit:	weniger Appetit
Stuhlgang:	unauffällig
Miktio:	unauffällig

Psyche

Sie fühlt sich sehr nervös und gestresst.

Medikamente

- Carvedilol 25 mg 1-0-1
- Hydrochlorothiazid 25 mg 1-0-0
- Augentropfen 2-2-2

Genussmittel/Drogen

- Nikotinkonsum: zurzeit raucht sie 40 Zigaretten täglich, zuvor rauchte sie 5–10 Zigaretten am Tag, seit 40 Jahren
- Alkoholkonsum: 2 Gläser Wein oder Schnaps abends
- Drogen: Kokain und Haschisch im 16. Lebensjahr ausprobiert

Allergien/Unverträglichkeiten

- Haselnüsse
- Amoxicillin
- Birkenpollen
- Die Allergien äußern sich jeweils als Hautausschlag, Juckreiz, Luftnot, laufende Nase sowie Niesen und Schwellung.

Verdachtsdiagnose

obere gastrointestinale Blutung

Differenzialdiagnose

- Ulcus ventriculi
- Ösophagusvarizen
- Ulcus duodeni
- Mallory-Weiss-Syndrom

Mit der Patientin besprochene Untersuchungen

- Körperliche Untersuchungen, besonders im Abdomenbereich. (Bei Betrachtung: Blässe? Reduzierter Allgemeinzustand? Ohnmächtig? Beim Abtasten: Tumoren? Schmerzen beim Tasten im Oberbauchbereich?)
- Blutabnahme
- Abdomen-Sonografie
- Endoskopie

Anforderungen

Untersuchung - 1	Untersuchung - 2
☐ Röntgen-Thorax	☐ Röntgen-Thorax
☐ CT	☐ CT
☐ MRT	☐ MRT
☐ Endoskopie	☒ Endoskopie
☒ Sonografie	☐ Sonografie
☐ Gastroskopie	☐ Gastroskopie
☐ EEG	☐ EEG
☐ EKG	☐ EKG
☐ ERCP	☐ ERCP
☐ FNP	☐ FNP
☐ HNO	☐ HNO
☐ Koloskopie	☐ Koloskopie
☐ Bronchoskopie	☐ Bronchoskopie
☐ Labor	☐ Labor
☐ …	☐ …
☐ …	☐ …

Angeforderte Untersuchung

- *Untersuchung – 1*
  - Abdomen-Sonografie
- *Untersuchung – 2*
  - Endoskopie

Klinische Angaben

- *Untersuchung – 1*
  - blutiges Erbrechen
- *Untersuchung – 2*
  - blutiges Erbrechen

Fragestellungen (Welche Ergebnisse erwarten wir von den Untersuchungen?)

- *Untersuchung – 1*
  - Tumor?
  - Verdickung der Magenwand?
  - Perforation?
- *Untersuchung – 2*
  - blutiger Ulcus ventriculi?
  - Ösophagusvarizen?
  - Ulcus duodeni?

Diagnose

obere gastrointestinale Blutung

Erklärung

Die Patientin kam wegen blutigen Erbrechens, das sowohl als frisch blutig als auch kaffeesatzartig beschrieben wurde, und sie gab regelmäßige Aspirin-Einnahme und Stress an. Folglich kann man vermuten, dass sie an einem Magengeschwür leidet.

Ferner kommen als mögliche Ursache Alkohol- und Nikotinabusus in Frage.

Aufgrund der klinischen Angaben kann nur eine obere gastrointestinale Blutung ausgeschlossen werden. Um eine präzise Diagnose zu stellen, muss eine Endoskopie durchgeführt werden und der Ort der Blutung gefunden werden, um die restlichen Krankheiten auszuschließen.

Arztbrief

Die Patientin kam notfallmäßig zu uns.

Sie leide seit 2 Stunden an blutigem Erbrechen und Übelkeit, deshalb habe sie den Rettungsdienst angerufen, der sie zu uns gebracht habe.

Ferner beschrieb der Notarzt, dass die Patientin sowohl frisch blutig als auch kaffeesatzartig erbrochen habe.

Weiterhin erzählte die Patientin, dass sie sich in den letzten Monaten wegen ihrer neuen Beziehung gestresst fühle und daher häufig an Kopfschmerzen leide, wogegen sie Aspirin nehme. Außerdem habe sie weniger Appetit und sei in den letzten 4 Wochen blass geworden.

7.3 Transkription Anamnesemonolog

Hallo, guten Morgen. Ich bin Frau Marie-Luise Reinheimer, ich buchstabiere: M-A-R-I-E- Bindestrich-L-U-I-S-E R-E-I-N-H-E-I-M-E-R. Ich bin 67 Jahre alt und bin am 13.02.1958 geboren. Ich habe mich gewogen und heute wiege ich 59 kg und bin 165 cm groß. Ich wohne in Worms, Bahnhofstraße 5 – Worms - W-O-R-M-S. Mein Hausarzt ist Herr Doktor Meyr.

Seit einem Jahr bin ich zwar im Ruhestand, aber früher war ich Bäckerin von Beruf, ich backe immer noch sehr gerne. Ich bin seit 8 Jahren geschieden, mein Ex-Mann hatte eine Affäre mit einer jungen Frau. Ich kann ihm das nicht verzeihen. Es war für mich total unglaublich, aber mit der Hilfe meiner zwei Töchter habe ich es überlebt.

Ich komme heute zu Ihnen, weil ich seit 2 Stunden mehrmals blutiges Erbrechen und Übelkeit habe. Deswegen habe ich den Rettungsdienst angerufen, der mich zu Ihnen gebracht hat. Der Notarzt hat gesagt, dass ich nicht nur frisches Blut, sondern auch kaffeesatzartig erbrochen habe. Was das auch immer bedeuten mag.

Wissen Sie, ich fühle mich in den letzten Monaten unter großem Stress wegen meiner neuen Beziehung. Dies ist das erste Mal, dass ich nach der Scheidung mit jemandem ausgehe, und ich bin verunsichert, ich will immer gut aussehen und muss immer fit sein. Es ist wirklich kompliziert, in meinem Alter eine Beziehung zu haben. Aus diesem Grund leide ich häufig an Kopfschmerzen, dagegen nehme ich Aspirin. Außerdem ist mein Appetit immer weniger geworden und ich habe auch bemerkt, dass ich seit 4 Wochen blass bin.

Weiterhin leide ich an Bluthochdruck, seit 15 Jahren, und auch an Grünem Star. Dagegen nehme ich die folgenden Medikamente:
- Carvedilol 25 mg 1-0-1
- Hydrochlorothiazid 25 mg 1-0-0
- Augentropfen 2-2-2 Tropfen

Ich hatte eine Blinddarmentfernung mit 25 Jahren, sowie einen Bandscheibenvorfall in 2005.

Mein armer Vater ist mit 76 an Leberzirrhose gestorben und meine liebe Mutter hat mit 69 einen Schlaganfall gehabt. Deshalb lebt sie im Seniorenheim.

Ich hatte meine erste Regelblutung mit 15 Jahren, schon lange her, und meine letzte mit 52. Ich hatte 2 Entbindungen und Gott sei Dank keine Fehlgeburt oder Frühgeburt. Meine beiden Töchter waren und sind super gesund. Ich gehe regelmäßig zum Frauenarzt, der sagt, dass alles super ist.

Ich habe meine Temperatur selbst gemessen, die 36,5 war.

Wie gesagt, wegen meiner Beziehung bin ich sehr gestresst. Deswegen habe ich Einschlafstörungen, sowie weniger Appetit. Ich gehe regelmäßig zur Toilette und habe kein Problem, Wasser zu lassen.

Ich fühle mich sehr nervös, ich weiß nicht, warum.

Zurzeit rauche ich 40 Zigaretten täglich, zuvor rauchte ich 5–10 Zigaretten über 40 Jahre. Ich trinke immer gerne Alkohol, 2 Gläser Wein oder Schnaps abends. Es ist ein Geheimnis, aber ich habe Kokain und Haschisch mit 16 Jahren ausprobiert. Ich war jung und sorglos.

Ich bin allergisch gegen Haselnüsse, Amoxicillin und Birkenpollen. Die Allergien äußern sich jeweils als Hautausschlag, Juckreiz, Luftnot, laufende Nase sowie Niesen und Schwellung.

KAPITEL

8 Fall Charlotte Bahnhausen

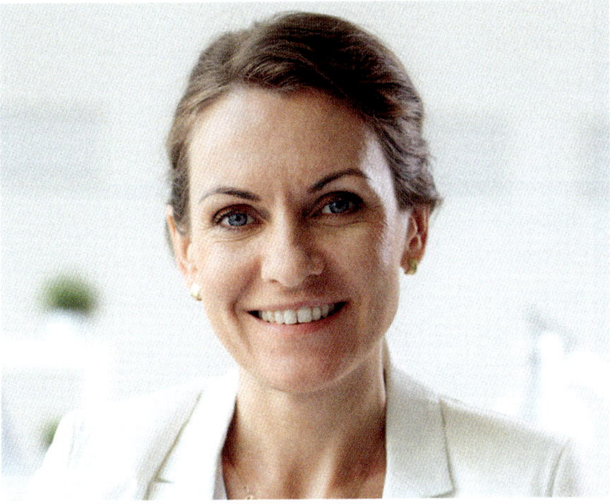

[J787-143]

8.1 Aufgabe

Rufen Sie über den QR-Code oder Link unten das Anamnesegespräch auf. Hören und notieren Sie die Informationen der Patientin im Anamnesebogen. Eine Vorlage des Anamnesebogens finden Sie im ➤ Anhang.

Wie lautet Ihre Verdachtsdiagnose? An welche Differenzialdiagnosen müssen Sie denken?

Welche Untersuchungen sind nötig und welche Ergebnisse der Untersuchungen erwarten Sie? Füllen Sie dazu auch den Anforderungsbogen (Vorlage im ➤ Anhang) aus.

Verfassen Sie abschließend einen Arztbrief.

www.elsevier.com/books-and-journals/book-companion/9783437213144

8.2 Lösung

Anamnesebogen

Allgemeine Daten

Geschlecht:	weiblich
Patientenname:	Charlotte **Bahnhausen**
Geburtsdatum:	28.08.1980
Alter (Jahre):	45
Gewicht (kg):	89
Größe (cm):	159
Adresse:	Jahnwegstraße 37, Mainz-Drais
Hausarzt/-ärztin:	Dr. Schmidt
Beruf:	Kellnerin
Familienstand:	geschieden, seit 1 Jahr
Kinder:	3 Söhne

Aktuelle Anamnese

- Überweisung vom Hausarzt
- seit einem Tag bestehendes Fieber bis 39,5 °C sowie Schüttelfrost
- Schlappheit und Müdigkeit
- Schmerzen im rechten Arm, mit Rötung, Schwellung und starker Druckschmerzempfindlichkeit
- schmerzhafte Lymphknoten in der Achselhöhle
- keine sichtbaren Verletzungen

Vorerkrankungen und Operationen

- Diabetes seit 14 Jahren
- Bluthochdruck seit 5 Jahren
- Pilzhautinfektion vor ca. 6 Monaten
- Oberarmknochenbruch mit 15 Jahren, mit Gips behandelt
- 2 Kaiserschnitte, 2010 und 2015
- Kniescheibenverrenkung vor 3 Jahren

Familienanamnese

- Vater: 69, leidet an Bluthochdruck und erhöhten Blutfettwerten
- Mutter: 67, leidet an Diabetes, halbseitige Lähmung nach einem Schlaganfall
- Tante mütterlicherseits: Diabetes

Gynäkologische Anamnese

- erste Regelblutung mit 13
- letzte Regelblutung vor 3 Wochen
- Partus 3, Leben 3, Abortus keine, Praematurus 1, Caesarea 2
- regelmäßig beim Frauenarzt, letzte Untersuchung unauffällig

Vegetative Anamnese

Temperatur:	39,5 °C
Schlaf:	Schlafstörung wegen der Schmerzen
Appetit:	normal
Stuhlgang:	Obstipation ab und zu
Miktio:	häufiges nächtliches Wasserlassen

Psyche
Sie ist niedergeschlagen nach ihrer Ehescheidung.

Medikamente
- Beloc 95 mg 1-0-0
- Metformin 1 g 1-0-1
- Sie nimmt ihre Medikamente nicht regelmäßig.

Genussmittel/Drogen
- Nikotinkonsum: Nichtraucherin, zuvor rauchte sie 10 Zigaretten täglich, über 15 Jahre
- Alkoholkonsum: nur zu besonderen Anlässen
- Drogen: keine

Allergien/Unverträglichkeiten
keine

Verdachtsdiagnose

Erysipel

Differenzialdiagnose

- allergische Reaktion gegen Insektenstich
- nekrotisierende Fasziitis
- Erysipeloid
- Kontaktdermatitis

Mit der Patientin besprochene Untersuchungen

- Körperliche Untersuchungen, besonders im Abdomenbereich. (Bei Betrachtung: Blässe? Rötung? Schwellung? Beim Abtasten: Tumoren? Schmerzen beim Anfassen im Armbereich oder bei Bewegung des Gelenks? Überwärmung?)
- Blutabnahme

Anforderungen

Untersuchung - 1	Untersuchung - 2
☐ Röntgen-Thorax	☐ Röntgen-Thorax
☐ CT	☐ CT
☐ MRT	☐ MRT
☐ Endoskopie	☐ Endoskopie
☐ Sonografie	☒ Sonografie
☐ Gastroskopie	☐ Gastroskopie
☐ EEG	☐ EEG
☐ EKG	☐ EKG
☐ ERCP	☐ ERCP
☐ FNP	☐ FNP
☐ HNO	☐ HNO
☐ Koloskopie	☐ Koloskopie
☐ Bronchoskopie	☐ Bronchoskopie
☒ Labor	☐ Labor
☐ …	☐ …
☐ …	☐ …

Angeforderte Untersuchung

- *Untersuchung – 1*
  - Blutabnahme
- *Untersuchung – 2*
  - Duplexsonografie

Klinische Angaben

- *Untersuchung – 1*
  - Schmerzen im rechten Arm mit Rötung, Schwellung und starker Druckschmerzhaftigkeit
  - Fieber
- *Untersuchung – 2*
  - Schmerzen im rechten Arm mit Rötung, Schwellung und starker Druckschmerzhaftigkeit
  - Fieber

Fragestellungen (Welche Ergebnisse erwarten wir von den Untersuchungen?)

- *Untersuchung – 1*
  - Entzündungsparameter?
  - Blutsenkungsgeschwindigkeit
  - CRP
  - ↑ Leukozyten und Neutrophile
- *Untersuchung – 2*
  - Gefäßverschluss?
  - Thrombose?

Diagnose

Erysipel

Erklärung

Die Patientin kam per Überweisung wegen starken Fiebers und Schüttelfrosts zu uns, damit wir eine Infektion bestätigen können. Während der Anamnese lokalisierten wir den Ort der Infektion.

Als Risikofaktoren von der Patientin können wir folgende nennen:
- Diabetes mellitus Typ 2
- Adipositas

Die klinischen Angaben ermöglichen die Diagnose Erysipel, dafür muss man nur wissen, dass Hautinfektionen sehr häufig bei immunsupprimierten Patienten zu finden sind, und in unserem Fall die Patientin an DM-Typ 2 leidet, der nicht gut behandelt ist.

Deswegen nehmen wir eine Immunsuppression durch unbehandelten Diabetes an.

Arztbrief

Die Patientin kam per Überweisung vom Hausarzt zu uns.

Sie klagte über seit einem Tag bestehendes Fieber mit bis zu 39,5 °C sowie Schüttelfrost. Insgesamt fühle sie sich sehr schlapp und müde. Weiterhin erzählte sie von Schmerzen im rechten Arm mit Rötung, Schwellung und starker Druckempfindlichkeit. Deshalb sei sie zum Hausarzt gegangen, der sie zu uns überwiesen habe.

Darüber hinaus gab sie an, dass sie schmerzhafte Lymphknoten in ihrer Achselhöhle bemerkt habe.

Die Frage nach Verletzung oder Unfall im Armbereich wurde verneint.

8.3 Transkription Anamnesemonolog

Hallo, guten Tag!

Ich bin Charlotte Bahnhausen, ich buchstabiere C-H-A-R-L-O-T-T-E B-A-H-N-H-A-U-S-E-N.

Ich bin am 28.08.1980 geboren und bin 45 Jahre alt.

Ich wiege zurzeit 89 kg und bin 159 cm groß. Meine aktuelle Adresse ist Mainz-Drais, Jahnwegstraße 37. Ich bin seit einem Jahr geschieden und habe 3 Söhne. Ich arbeite als Kellnerin.

Ich bin heute zu Ihnen per Überweisung vom meinem Hausarzt, Herrn Dr. Schmidt, gekommen, weil ich seit einem Tag Fieber mit bis zu 39,5 Grad habe. Ebenso habe ich Schüttelfrost. Insgesamt fühle ich mich sehr schlapp und müde. Außerdem habe ich Schmerzen im rechten Arm mit Rötung. Der Arm ist geschwollen und sehr druckempfindlich. Aus diesem Grund bin ich zum Hausarzt gegangen, der mich überwiesen hat.

Ich habe auch bemerkt, dass ich schmerzhafte Knoten in meiner Achselhöhle habe. Was ich sehr komisch finde, da ich keine Verletzung an meinem Arm hatte.

Ich leide seit 14 Jahren an der Zuckerkrankheit und habe seit 5 Jahren Bluthochdruck. Obwohl der Doktor mir Medikamente gegeben hat, nehme ich die Medikamente nicht regelmäßig. Der Hausarzt hat mir Beloc 95 mg einmal morgens und Metformin 1 g morgens und abends aufgeschrieben.

Auch hatte ich eine Pilzhautinfektion vor circa 6 Monaten.

Als ich 15 Jahre war, hatte ich einen Oberarmbruch, der eingegipst wurde.

Ich hatte zwei Kaiserschnitte, einen in 2010 und den anderen in 2015. Vor drei Jahren hatte ich eine Kniescheibenverrenkung.

Mein Vater ist 69 und leidet an Bluthochdruck und erhöhten Blutfettwerten. Er isst immer gerne Wurst. Ich glaube, das ist genau sein Problem. Meine Mutter ist 67 und leidet an der Zuckerkrankheit, wie ich und meine Tante. Die Arme hat nach einem Schlaganfall eine halbseitige Lähmung.

Meine erste Monatsblutung habe ich mit 13 Jahren gehabt und die letzte vor 3 Wochen. Wie ich schon gesagt habe, habe ich drei Söhne. Der erste war ein Frühchen. Ich gehe regelmäßig zum Frauenarzt und meine letzte Untersuchung war unauffällig.

Die Schwester hat gerade meine Temperatur gemessen, die 39,5 Grad war. Wegen der Schmerzen kann ich nicht gut schlafen. Sonst schlafe ich gut. Ich habe immer einen guten Appetit. Ab und zu leide ich an Verstopfung und ich gehe drei bis vier Mal in der Nacht zur Toilette.

Nach meiner Scheidung bin ich ein bisschen niedergeschlagen, aber es ist normal. Niemand kann nach einer Scheidung glücklich sein, oder?

Ich rauche nicht mehr, vorher rauchte ich 10 Zigaretten täglich über 15 Jahre lang. Ich habe für meine Söhne aufgehört. Ich trinke Alkohol nur zu besonderen Anlässen. Ich möchte betonen, dass ich Drogen nie ausprobiert habe.

Ich habe keine Allergien oder Unverträglichkeiten.

KAPITEL

9 Fall Timo Juchem

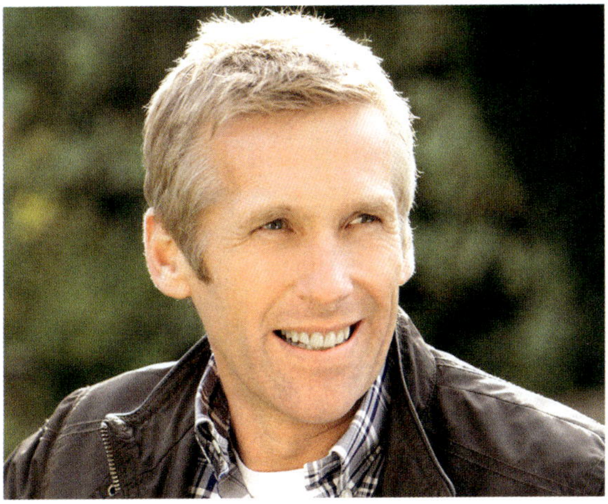

[J787-253]

9.1 Aufgabe

Rufen Sie über den QR-Code oder Link unten das Anamnesegespräch auf. Hören und notieren Sie die Informationen des Patienten im Anamnesebogen. Eine Vorlage des Anamnesebogens finden Sie im ➤ Anhang.

Wie lautet Ihre Verdachtsdiagnose? An welche Differenzialdiagnosen müssen Sie denken?

Welche Untersuchungen sind nötig und welche Ergebnisse der Untersuchungen erwarten Sie? Füllen Sie dazu auch den Anforderungsbogen (Vorlage im ➤ Anhang) aus.

Verfassen Sie abschließend einen Arztbrief.

www.elsevier.com/books-and-journals/book-companion/9783437213144

9.2 Lösung

Anamnesebogen

Allgemeine Daten

Geschlecht:	männlich
Patientenname:	Timo **Juchem**
Geburtsdatum:	19.9.1973
Alter (Jahre):	52
Gewicht (kg):	87 kg
Größe (cm):	185
Adresse:	Kaiserstraße 65, Bubenheim
Hausarzt/-ärztin:	Dr. Hürtgen
Beruf:	Buchhändler
Familienstand:	verheiratet
Kinder:	2 Söhne

Aktuelle Anamnese

- seit heute Morgen Bauchschmerzen mit zunehmender Intensität
- Übelkeit
- Blähungen
- in der letzten Stunde mehrmals erbrochen
- letzter Stuhlgang heute Morgen

Vorerkrankungen und Operationen

- Diabetes
- Bluthochdruck
- Gicht
- offene Bauchoperation wegen eines geplatzten Blinddarms vor 6 Jahren

Familienanamnese

- Vater: mit 76 an Herzinfarkt gestorben
- Mutter: 73, leidet an Bluthochdruck und erhöhten Blutfettwerten

Gynäkologische Anamnese

entfällt

Vegetative Anamnese

Temperatur:	37,5 °C
Schlaf:	normal
Appetit:	normal
Stuhlgang:	der letzte Stuhlgang war heute Morgen
Miktio:	unauffällig

Psyche

unauffällig

Medikamente

- Metformin 500 mg 1-1-1
- Micardis 20 mg 1-0-1
- Hydrochlorothiazid 25 mg 1-0-0
- Allopurinol 25 mg 1-0-0

Genussmittel/Drogen

- Nikotinkonsum: 10 Zigaretten täglich, seit 30 Jahren
- Alkoholkonsum: 2–4 Flaschen Bier am Wochenende
- Drogen: Haschisch probiert als Jugendlicher

Allergien/Unverträglichkeiten

- Pollen
- Gräser
- Hunde- und Katzenhaare

Die Allergien äußern sich mit Hautausschlag, Juckreiz, Niesen sowie laufender Nase.

Verdachtsdiagnose

Ileus

Differenzialdiagnose

- Paralytischer Ileus
- Volvulus
- Invagination des Dünndarms
- Verschluss des Darmlumens durch Fremdkörper
- Adhäsionen

Mit dem Patienten besprochene Untersuchungen

- Körperliche Untersuchungen, besonders im Abdomenbereich. (Bei Betrachtung: Narben? Hautverfärbung? Beim Abhören: vermehrte Darmgeräusche? Totenstille? Beim Abklopfen: hypersonorer Klopfschall? Beim Abtasten: Tumoren? Schmerzen beim Berühren, Husten, Beugen?
- Blutabnahme
- Abdomen Sonografie
- Röntgen Abdomen Übersicht
- Kolon-Kontrasteinlauf
- CT-Abdomen mit Kontrastmittelübersicht

Anforderungen

Untersuchung - 1	Untersuchung - 2
☐ Röntgen-Thorax	☐ Röntgen-Thorax
☐ CT	☐ CT
☐ MRT	☐ MRT
☐ Endoskopie	☐ Endoskopie
☐ Sonografie	☒ Sonografie
☐ Gastroskopie	☐ Gastroskopie
☐ EEG	☐ EEG
☐ EKG	☐ EKG
☐ ERCP	☐ ERCP
☐ FNP	☐ FNP
☐ HNO	☐ HNO
☐ Koloskopie	☐ Koloskopie
☐ Bronchoskopie	☐ Bronchoskopie
☐ Labor	☐ Labor
☒ Röntgen	☐ …
☐ …	☐ …

Angeforderte Untersuchung

- *Untersuchung – 1*
  - Röntgen Abdomen
- *Untersuchung – 2*
  - Abdomen Sonografie

Klinische Angaben

- *Untersuchung – 1*
  - Bauchschmerzen, Erbrechen
  - Z. n. Appendektomie durch Laparotomie
- *Untersuchung – 2*
  - Bauchschmerzen, Erbrechen
  - Z. n. Appendektomie durch Laparotomie

Fragestellungen (Welche Ergebnisse erwarten wir von den Untersuchungen?)

- *Untersuchung – 1*
  - erweiterte Darmschlingen und Spiegelbildung?
  - Luft hinter der Leber?
- *Untersuchung – 2*
  - Verdickte Darmwand? Gefüllte Darmschlingen? Freie Flüssigkeit im Abdomen?
  - Hernie?
  - Adhäsionen?

Diagnose

mechanischer Ileus

Erklärung

Der Patient kam mit der Vorgeschichte Appendektomie durch Laparotomie vor 6 Jahren zu uns. Er zeigt keine Entzündungszeichen wie Fieber oder reduzierten Allgemeinzustand.

Die Bauchschmerzen setzten sehr plötzlich ein. Deshalb können wir eine mechanische Obstruktion annehmen.

Als Risikofaktoren kommen in Betracht:
- Z. n. Appendektomie durch Laparotomie (kann Adhäsionen verursachen)
- Diabetes mellitus Typ 2
- Urämie

DM und Urämie können eine Sekundärursache sein, weil sie die Peristaltik beeinflussen können.

Arztbrief

Der Patient kam notfallmäßig zu uns. Er klagte seit heute Morgen über Bauchschmerzen mit wechselnder Intensität, die von Übelkeit und Blähungen begleitet würden.

Ferner erzählte er, dass er in der letzten Stunde mehrmals erbrochen habe und die Bauchschmerzen nicht mehr ertragen konnte. Deshalb habe er den Rettungswagen angerufen.

Außerdem gab er an, dass er den letzten Stuhlgang heute Morgen gehabt habe.

9.3 Transkription Anamnesemonolog

Hallo, guten Tag!

Ich bin Timo Juchem, ich buchstabiere: T-I-M-O J-U-C-H-E-M. Ich bin am 19.09.1973 geboren und bin 52 Jahre alt. Momentan wiege ich 87 kg und bin 1,85 m groß.

Ich wohne in Bubenheim, Kaiserstraße 65. Ich buchstabiere: B-U-B-E-N-H-E-I-M K-A-I-S-E-R Straße 65.

Mein Hausarzt heißt Dr. Hürtgen, ich buchstabiere: H-Ü-R-T-G-E-N.

Von Beruf bin ich Buchhändler. Seit 32 Jahren bin ich verheiratet und habe 2 Söhne. Ich bin ein sehr glücklicher Mann!

Ich komme heute zu Ihnen, weil ich seit heute Morgen an Bauchschmerzen leide, aber es ist ein bisschen komisch, wissen Sie! Es fing zwar leicht an, aber wechselte plötzlich zu sehr starken Schmerzen. Außerdem habe ich starke Blähungen und es ist mir übel.

Weiterhin muss ich Ihnen sagen, dass ich in den letzten Stunden mehrmals erbrochen habe. Ich konnte die Bauchschmerzen nicht mehr ertragen. Deshalb habe ich die Entscheidung getroffen, den Rettungswagen zu rufen.

Auch muss ich sagen, dass der Notarzt mich gefragt hat, wann ich den letzten Stuhlgang gehabt hätte, und es war heute Morgen.

Ich bin nicht ganz gesund. Ich leide an der Zuckerkrankheit, Gicht und Bluthochdruck. Dafür nehme ich folgende Tabletten:
- Metformin 500 mg 1-1-1
- Micardis 20 mg 1-0-1
- Hydrochlorothiazid 25 mg 1-0-0
- Allopurinol 25 mg 1-0-0

Vor 6 Jahren hatte ich einen geplatzten Blinddarm. Davon habe ich noch die große Narbe über den ganzen Bauch.

Mein Vater ist leider mit 76 an einem Herzinfarkt gestorben. Meine Mutter lebt noch, Gott sei Dank. Sie ist 73, wohnt bei mir und ich kümmere mich um sie. Sie leidet an Bluthochdruck und erhöhten Blutfettwerten.

Ich habe kein Fieber gehabt, der Krankenpfleger hat eben meine Temperatur gemessen, die 37,5 Grad war.

Ich schlafe normalerweise sehr gut. Mein Appetit ist immer gut und ich esse immer sehr gerne.

Ich habe kein Problem beim Pinkeln und wie gesagt, mein letzter Stuhlgang war heute Morgen.

Ich rauche seit 30 Jahren 10 Zigaretten täglich und trinke 2–4 Flaschen Bier am Wochenende. Haschisch habe ich als Achtzehnjähriger ausprobiert. Es hat mir nicht gefallen.

Ich bin allergisch gegen Pollen, Gräser, Hunde- und Katzenhaare. Es äußert sich durch Hautausschlag, Juckreiz, Niesen sowie eine laufende Nase.

KAPITEL

10 Fall Julia Krause

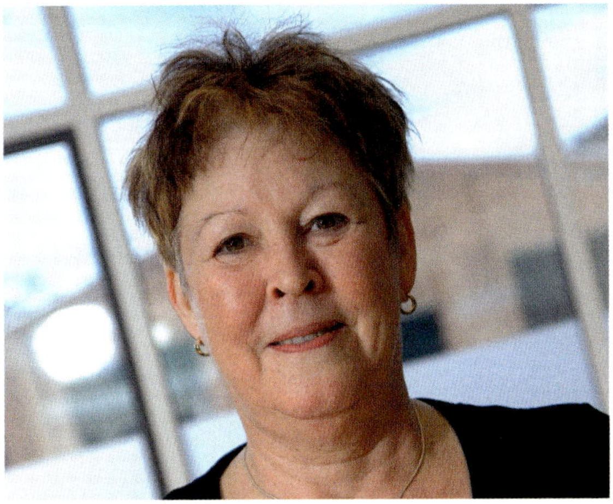

[J787-254]

10.1 Aufgabe

Rufen Sie über den QR-Code oder Link unten das Anamnesegespräch auf. Hören und notieren Sie die Informationen der Patientin im Anamnesebogen. Eine Vorlage des Anamnesebogens finden Sie im ➤ Anhang.

Wie lautet Ihre Verdachtsdiagnose? An welche Differenzialdiagnosen müssen Sie denken?

Welche Untersuchungen sind nötig und welche Ergebnisse der Untersuchungen erwarten Sie? Füllen Sie dazu auch den Anforderungsbogen (Vorlage im ➤ Anhang) aus.

Verfassen Sie abschließend einen Arztbrief.

www.elsevier.com/books-and-journals/book-companion/9783437213144

10.2 Lösung

Anamnesebogen

Allgemeine Daten

Geschlecht:	weiblich
Patientenname:	Julia **Krause**
Geburtsdatum:	15.06.1958
Alter (Jahre):	67
Gewicht (kg):	79
Größe (cm):	165
Adresse:	Berger Straße 82, 44502 Düsseldorf
Hausarzt/-ärztin:	Frau Dr. Maria Ziegler
Beruf:	Rentnerin (früher Bäckerin)
Familienstand:	verheiratet
Kinder:	3 Töchter (30, 27, 26.)

Aktuelle Anamnese

- plötzliche aufgetretene Atemnot (während einer ca. 5-stündigen Busfahrt)
- trockener Husten
- Engegefühl in Brustbereich
- Müdigkeit wegen Durchschlafstörungen
- alle Beschwerden haben vor 2 Tagen (während der Busfahrt) angefangen
- verstopfte Nase und tränende Augen

Vorerkrankungen und Operationen

chronische Bronchitis bei Nikotinabusus (50 Zigaretten pro Tag) seit mehreren Jahren

Familienanamnese

- Schwester: 64, Lungenkrebs
- Mutter: 70, gestorben, Lungenprobleme, Diabetes Typ 1

Gynäkologische Anamnese

- erste Blutung war als 13-jährige
- letzte Blutung war als 47-jährige
- alle 3 Entbindungen waren unkompliziert

Vegetative Anamnese

Temperatur:	37,2 °C
Schlaf:	Durchschlafstörung
Appetit:	unauffällig
Stuhlgang:	unauffällig
Miktio:	unauffällig

Psyche
nervös wegen Durchschlafstörungen

Medikamente
- Hormonpräparat zur Vorbeugung einer Osteoporose
- Allergietabletten bei Bedarf

Genussmittel/Drogen
Raucherin, ca. 50 Zigaretten/Tag, Nikotinabhängigkeit

Allergien/Unverträglichkeiten
Birkenpollenallergie, mit Allergietabletten bei Bedarf behandelt

Verdachtsdiagnose

Lungenembolie

Differenzialdiagnose

- Angina pectoris
- Myokardinfarkt
- akute Atemwegsobstruktion bei chronischer Bronchitis

Mit der Patientin besprochene Untersuchungen

- Blutgasanalyse
- EKG
- Labor (Positive D-Dimere)
- Echokardiografie
- Röntgen-Thorax

Anforderungen

Untersuchung – 1	Untersuchung - 2
☒ Röntgen-Thorax	☐ Röntgen-Thorax
☐ CT	☐ CT
☐ MRT	☐ MRT
☐ Endoskopie	☐ Endoskopie
☐ Sonografie	☐ Sonografie
☐ Gastroskopie	☐ Gastroskopie
☐ EEG	☐ EEG
☐ EKG	☐ EKG
☐ ERCP	☐ ERCP
☐ FNP	☐ FNP
☐ HNO	☐ HNO
☐ Koloskopie	☐ Koloskopie
☐ Bronchoskopie	☐ Bronchoskopie
☐ Labor	☒ Labor
☐ …	☐ …
☐ …	☐ …

Angeforderte Untersuchung

- *Untersuchung – 1*
  - Röntgen-Thorax
- *Untersuchung – 2*
  - Labor

Klinische Angaben

- *Untersuchung – 1*
  - Atemnot
  - Engegefühl im Brustbereich
  - trockener Husten
- *Untersuchung – 2*
  - Engegefühl im Brustbereich
  - Atemnot

Fragestellungen (Welche Ergebnisse erwarten wir von den Untersuchungen?)

- *Untersuchung – 1*
  - Darstellung des Embolus in Lungenbereich
- *Untersuchung – 2*
  - Positive D-Dimere, Hinweis auf einen Embolus
  - Hypoxämie, Hypokapnie

Diagnose

Lungenembolie

Erklärung

Die Luftnot ist während der mehrstündigen Busfahrt schlagartig aufgetreten + andere Risikofaktoren (Adipositas, Einnahme eines Hormonpräparats).

Arztbrief

Die Patientin kam wegen einer plötzlich aufgetretenen Dyspnoe zu uns, die während einer mehrstündigen Busfahrt entstanden ist. Sie klagte über eine trockene Tussis, in Zusammenhang mit einem Engegefühl im Thorax. Außerdem berichtete sie über eine verstopfte Nase und tränende Augen. Sie klagte über Parasomnie aufgrund ihrer Beschwerden. Bei ihr ist eine chronische Bronchitis bei Nikotinabusus bekannt. Sie nimmt regelmäßig ein Hormonpräparat als Vorbeugung gegen Osteoporose. Sie leidet auch unter Pollinosis, was mit Allergietabletten bei Bedarf behandelt wird. Als relevante Familienanamnese hatte ihre Schwester (64) ein Lungenkarzinom.

10.3 Transkription Anamnesemonolog

Hallo, ich heiße Julia Krause. Ich buchstabiere K-R-A-U-S-E. Ich bin 67 Jahre alt und mein genaues Geburtsdatum ist der 15.06.1958. Ich bin 1,65 m groß und mein derzeitiges Gewicht ist 79 kg. Bei meinem letzten Hausarztbesuch habe ich mein Gewicht messen lassen und Frau Dr. Maria Ziegler, ach ja, die ist meine Hausärztin, Frau Dr. Ziegler, war wirklich enttäuscht von mir. Ich wusste eigentlich nicht, dass ich so viel zugenommen habe und ich war angespannt. Also ich möchte nicht zu viel über unangenehme Themen wie mein Gewicht sprechen. Meine Wohnadresse ist Berger Straße 82, 44502 Düsseldorf. Ich bin im Ruhestand, aber früher arbeitete ich als Bäckerin in einem französischen Café. Ich bin verheiratet und mein Mann ist 70 Jahre alt. Wir haben 3 Töchter, die älteste ist 30 Jahre alt, die zweite 27 Jahre und mein Jungchen ist 26 Jahre alt. Alle drei Entbindungen waren unkompliziert. Die erste Blutung hatte ich als 13-Jährige und die letzte Blutung als 47-Jährige.

Meine ältere Schwester ist mit 64 an Lungenkrebs gestorben. Das war ganz schlimm. Aber das scheint in der Familie zu liegen, denn unsere Mutter ist mit Lungenproblemen im Alter von 70 gestorben. Diabetes 1 hatte sie auch.

Ich bin heute gekommen, weil ich seit 2 oder 3 Tagen Probleme beim Atmen habe. Ich kann mich nicht so gut erinnern, aber ich vermute, dass es während meiner Busfahrt zu meiner kleinen Schwester, die in Berlin wohnt, plötzlich angefangen hat. Außerdem habe ich fast die ganze Fahrt gehustet und gleichzeitig fühlte ich ein Beklemmungsgefühl in meiner Brust. Nein, ich fühlte es nicht an einer bestimmten Stelle, sondern überall in meiner Brust. Ich fühlte mich aber wirklich unwohl! Meine Beschwerden sind mit der Zeit nicht besser geworden und tatsächlich hatte ich seitdem Probleme beim Durchschlafen. Das macht mich nervös. Ich bin immer müde und habe kaum Kraft, um etwas zu tun. Nein, ich trinke keinen Alkohol, aber leider rauche ich viel zu viel. Mein Mann hasst es und sagt immer, dass ich süchtig nach Zigaretten bin. Ich leide wegen den vielen Zigaretten unter einer chronischen Bronchitis, seit mehreren Jahren. Ich bin allergisch gegen Birkenpollen. Meine Kehle schließt sich und ich habe eine laufende Nase und tränende Augen, wenn viele Pollen in der Luft sind, wie heute. Aber es ist leicht behandelbar. Ich habe immer meine Allergietabletten in meiner Handtasche. Ich nehme keine regelmäßigen Medikamente, außer ein Hormonpräparat gegen Osteoporose. Dr. Ziegler hat sie mir verschrieben.

Die Schwester hat eben meine Temperatur gemessen, die mit 37,2 normal war. Sie hat auch nach meinem Appetit gefragt, der normal ist. Ich gehe regelmäßig auf die Toilette.

Also, was denken Sie? Wissen Sie, was ich für eine Erkrankung habe?

KAPITEL

11 Fall Kim Hummel

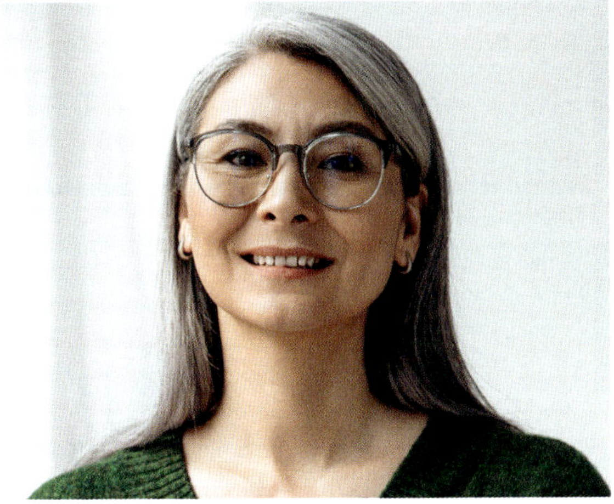

[J787-255]

11.1 Aufgabe

Rufen Sie über den QR-Code oder Link unten das Anamnesegespräch auf. Hören und notieren Sie die Informationen der Patientin im Anamnesebogen. Eine Vorlage des Anamnesebogens finden Sie im ➤ Anhang.

Wie lautet Ihre Verdachtsdiagnose? An welche Differenzialdiagnosen müssen Sie denken?

Welche Untersuchungen sind nötig und welche Ergebnisse der Untersuchungen erwarten Sie? Füllen Sie dazu auch den Anforderungsbogen (Vorlage im ➤ Anhang) aus.

Verfassen Sie abschließend einen Arztbrief.

www.elsevier.com/books-and-journals/book-companion/9783437213144

11.2 Lösung

Anamnesebogen

Allgemeine Daten

Geschlecht:	weiblich
Patientenname:	Kim **Hummel**
Geburtsdatum:	06.03.1970
Alter (Jahre):	55
Gewicht (kg):	60
Größe (cm):	163
Wohnort:	Friedrich-Ebert-Ring 32, 56065 Koblenz
Hausarzt/-ärztin:	Dr. med. Gluter-Marzt
Beruf:	Lehrerin
Familienstand:	verwitwet
Kinder:)	4 Kinder: 2 Töchter (27, 33), 2 Söhne (31, 35)

Aktuelle Anamnese

- seit einer Woche starke Schmerzen im Oberbauch
- Schmerzen treten besonders nach dem Essen auf und sind stechend
- nimmt Diclofenac 150 mg, 2-mal pro Tag, wegen der Schmerzen

Vorerkrankungen und Operationen

Arthrose seit 6 Jahren

Familienanamnese

Mutter (90) und Vater (93) sind gesund

Gynäkologische Anamnese

- erste Monatsblutung mit 14
- Menopause mit 45 Jahren
- 4 Geburten, 3 normale Entbindungen, letztes Kind per Kaiserschnitt

Vegetative Anamnese

Temperatur:	36,8 °C
Schlaf:	gut
Appetit:	leicht vermindert
Stuhlgang:	in den letzten Tagen gelegentlich fast schwarz
Miktio:	unauffällig

Psyche

- ist manchmal traurig seit dem Tod des Ehemanns vor 10 Jahren
- nach dessen Tod finanzielle Einschnitte
- hat nur Probleme in ihrem Leben

Medikamente

- Kortisol 25 mg, täglich, wegen der Arthrose, seit einem Jahr
- normalerweise Diclofenac 75 mg, täglich, wegen der Arthrose, seit einer Woche nun 150 mg, 2-mal täglich, wegen der Schmerzen

Genussmittel/Drogen

- 25 Zigaretten pro Tag, seit sie 20 ist
- kein Alkohol
- hat einmal Marihuana probiert

Allergien/Unverträglichkeiten

keine

Verdachtsdiagnose

Ulcus ventriculi

Differenzialdiagnose

medikamentöse Nephropathie

Mit der Patientin besprochene Untersuchungen

- Magenspiegelung
- Blutentnahme

Anforderungen

Untersuchung - 1	Untersuchung - 2
☐ Röntgen-Thorax	☐ Röntgen-Thorax
☐ CT	☐ CT
☐ MRT	☐ MRT
☐ Endoskopie	☐ Endoskopie
☐ Sonografie	☐ Sonografie
☒ Gastroskopie	☐ Gastroskopie
☐ EEG	☐ EEG
☐ EKG	☐ EKG
☐ ERCP	☐ ERCP
☐ FNP	☐ FNP
☐ HNO	☐ HNO
☐ Koloskopie	☐ Koloskopie
☐ Bronchoskopie	☐ Bronchoskopie
☐ Labor	☒ Labor
☐ …	☐ …
☐ …	☐ …

Angeforderte Untersuchung

- *Untersuchung – 1*
  - Magenspiegelung
- *Untersuchung – 2*
  - Blutentnahme

Klinische Angaben

- *Untersuchung – 1*
  - Meläna/Teerstuhl
- *Untersuchung – 2*
  - Epigastralgie

Fragestellungen (Welche Ergebnisse erwarten wir von den Untersuchungen?)

- *Untersuchung – 1*
  - Anämie
- *Untersuchung – 2*
  - Magengeschwür

Diagnose

Ulcus ventriculi

Erklärung

Patienten mit Schmerzen im Oberbauch (Epigastrium) und Teerstuhl sowie dem Risikofaktor Einnahme von Prostaglandinsynthesehemmern (Diclofenac), die zusätzlich Raucher sind, haben eine hohe Wahrscheinlichkeit, an einem Magengeschwür zu leiden.

Arztbrief

Die Patientin kam wegen starker Schmerzen im Oberbauch zu uns, die vor einer Woche aufgetreten seien und anhalten. Die Schmerzen seien stechend und besonders nach dem Essen stärker. Sie klagte, dass sie seit einer Woche nun zweimal täglich 150 mg Diclofenac statt einmal 75 mg nehmen müsse, die Schmerzen aber nicht weggegangen seien. Dazu hat die Patientin auf die Frage über ihren Stuhlgang geantwortet, dass sie fast schwarzen Stuhl gehabt habe.

11.3 Transkription Anamnesemonolog

Hallo, ich bin Frau Kim Hummel, ich buchstabiere: H-U-M-M-E-L. Ich bin 55 Jahre alt. Ich bin am 6. März 1970 in Mönchengladbach geboren. Derzeit wiege ich 60 kg. Mein Gewicht hat sich in den letzten 20 Jahren nicht verändert. Ich bin 163 cm groß. Ich wohne im Friedrich-Ebert-Ring 32 in Koblenz, Postleitzahl 56065. Ich lebe seit über 30 Jahren in dieser Wohnung; jetzt, nach dem Tod meines Mannes, vor 10 Jahren, alleine. Die Wohnung ist eigentlich zu groß, aber ich kann nicht umziehen – zu viele Erinnerungen.

Mein Hausarzt ist Dr. med Gluter-Marzt; ich buchstabiere: G-L-U-T-E-R Bindestrich M-A-R-Z-T.

Ich bin Lehrerin von Beruf, ich arbeite an der Schule und unterrichte vier 8. Klassen. Ich arbeite an einer Hauptschule, einer Brennpunktschule.

Ich bin verwitwet. Mein Mann ist vor 10 Jahren plötzlich an einem Herzinfarkt gestorben. Wir haben vier Kinder, zwei Töchter, sie sind 27 und 33. Die beiden Söhne sind 31 und 35, aber sie machen mir ab und zu noch Probleme.

Ich komme heute zu Ihnen, weil ich seit einer Woche ganz starke Bauchschmerzen habe. Die Schmerzen fühlen sich an, wie wenn jemand mich mit einem Messer gestochen hat. Die Schmerzen sind unterhalb der Brüste, da wo das Brustbein aufhört. Sie bleiben da und bewegen sich nicht. Ich nehme seit Beginn der Schmerzen 150 mg Diclofenac. Ich nehme zweimal täglich eine Tablette. Trotzdem gehen die Schmerzen nicht weg. Diese Schmerzen sind nach dem Essen besonders stark.

Ich leide seit 6 Jahren an Arthrose und nehme Diclofenac 75 mg dagegen, fast jeden Tag. Seit einem Jahr nehme ich auch Kortisol – 25 mg täglich. Dadurch habe ich jetzt keine schlimmen Gelenkschmerzen, aber meine Bauchschmerzen sind ganz stark. Muss immer etwas schlimm mit mir sein?

Ich habe keine Voroperationen.

Meine Mutter und mein Vater leben noch, sie sind 90 und 93.

Meine erste Monatsblutung war, als ich 14 war, und die Menopause kam mit 45 Jahren. Meine ersten drei Kinder waren unkomplizierte Entbindungen, das letzte Kind kam per Kaiserschnitt zur Welt.

Die Schwester hat meine Temperatur gemessen und sie sagte, dass es 36,8 Grad waren.

Ich schlafe ganz gut jede Nacht durch. Mein Appetit hat sich ein bisschen vermindert. Ich lasse seit einer Woche die Vorsuppe zum Essen weg.

Beim Toilettengang ist alles ganz in Ordnung, aber mein Stuhl war die letzten Tage gelegentlich fast schwarz.

Ich bin manchmal ein bisschen traurig, seit mein Mann gestorben ist. Ich kann mir nicht mehr so viele Sachen wie vorher kaufen. Ich würde gerne eine Millionärin sein, aber ich habe nur Probleme in meinem Leben.

Ich trinke keinen Alkohol, aber ich rauche ein Päckchen Zigaretten mit 25 Stück pro Tag, seit ich 20 Jahre alt bin. Ich habe einmal Marihuana probiert, aber habe das Gefühl nicht gemocht.

Ich habe keine Allergien. Und, was denken Sie?

KAPITEL

12 Fall Mario Pascal

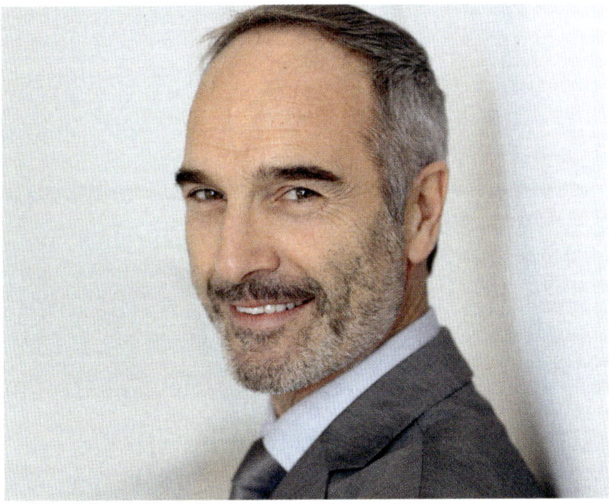

[J787-256]

12.1 Aufgabe

Rufen Sie über den QR-Code oder Link unten das Anamnesegespräch auf. Hören und notieren Sie die Informationen des Patienten im Anamnesebogen. Eine Vorlage des Anamnesebogens finden Sie im ➤ Anhang.

Wie lautet Ihre Verdachtsdiagnose? An welche Differenzialdiagnosen müssen Sie denken?

Welche Untersuchungen sind nötig und welche Ergebnisse der Untersuchungen erwarten Sie? Füllen Sie dazu auch den Anforderungsbogen (Vorlage im ➤ Anhang) aus.

Verfassen Sie abschließend einen Arztbrief.

www.elsevier.com/books-and-journals/book-companion/9783437213144

12.2 Lösung

Anamnesebogen

Allgemeine Daten

Geschlecht:	männlich
Patientenname:	Mario **Pascal**
Geburtsdatum:	04.08.1975
Alter (Jahre):	50
Gewicht (kg):	65
Größe (cm):	190
Wohnort:	Roitzheimer Straße 47, 53881 Euskirchen
Hausarzt/-ärztin:	Dr. med. Boris Caschy
Beruf:	Manager
Familienstand:	verheiratet
Kinder:	2 Kinder: Tochter 22, Sohn 25

Aktuelle Anamnese

- fühlt sich seit 3 Monaten erschöpft
- leidet an einem dauerhaften Schwächegefühl und schnellen Ermüdungserscheinungen während seines Alltags
- Appetitverlust, in den letzten sechs Monaten 9 kg abgenommen
- vermehrter Schwindel
- Mitarbeiter haben bemerkt, dass seine Haut braun ist, obwohl er in letzter Zeit kein Solarium besucht hat.
- Handinnenflächen sind auffällig dunkel, dunkle Flecken auf der Mundschleimhaut

Vorerkrankungen und Operationen

- Diabetes Typ 2
- Blinddarmentfernung mit 20 Jahren

Familienanamnese

- Vater: hatte Diabetes Typ 2, mit 88 gestorben
- Mutter: mit 85 an Schlaganfall gestorben

Gynäkologische Anamnese

entfällt

Vegetative Anamnese

Temperatur:	37,9 °C
Schlaf:	gut
Appetit:	vermindert
Stuhlgang:	unauffällig
Miktio:	unauffällig

Psyche
hat zu viel Stress wegen der Arbeit

Medikamente
70 IU Insulin pro Tag (30 IU-30 IU-10 IU)

Genussmittel/Drogen
trinkt am Wochenende 1–3 Gläser Whisky

Allergien/Unverträglichkeiten
Penicillin, bekommt Atemnot

Verdachtsdiagnose

Morbus Addison

Differenzialdiagnose

Hypokortisolismus

Mit dem Patienten besprochene Untersuchungen

- körperliche Untersuchung
- Blutentnahme

Anforderungen

Untersuchung - 1	Untersuchung - 2
☐ Röntgen-Thorax	☐ Röntgen-Thorax
☐ CT	☐ CT
☐ MRT	☐ MRT
☐ Endoskopie	☐ Endoskopie
☐ Sonografie	☐ Sonografie
☐ Gastroskopie	☐ Gastroskopie
☐ EEG	☐ EEG
☐ EKG	☐ EKG
☐ ERCP	☐ ERCP
☐ FNP	☐ FNP
☐ HNO	☐ HNO
☐ Koloskopie	☐ Koloskopie
☐ Bronchoskopie	☐ Bronchoskopie
☒ Labor	☒ Labor
☒ Elektrolyte	☒ ACTH und Aldosteron
☐ ...	☐ ...

Angeforderte Untersuchung

- *Untersuchung – 1*
  - großes Blutbild
- *Untersuchung – 2*
  - großes Blutbild

Klinische Angaben

- *Untersuchung – 1*
  - verlorener Appetit, Gewichtsabnahme
- *Untersuchung – 2*
  - Hyperpigmentation

Fragestellungen (Welche Ergebnisse erwarten wir von den Untersuchungen?)

- *Untersuchung – 1*
  - ↓ Natrium, ↑ Kalium
- *Untersuchung – 2*
  - ↓ Aldosteron
  - ↑ ACTH

Diagnose

Nebenniereninsuffizienz

Erklärung

Die Folgen eines Glukokortikoidmangels sind Wasserverlust, Hypotonie, Leistungsschwäche sowie Gewichtsverlust. Eine Ursache der Nebennierenrindenschädigung ist Morbus Addison. Typisch ist eine Hyperpigmentierung als Folge der erhöhten ACTH-Produktion.

Arztbrief

Der Patient kam wegen Schwächegefühl und Ermüdbarkeit zu uns, die vor drei Monaten angefangen hätten. Er fühle sich immer erschöpft, wie als wenn er Sport gemacht hätte. Dazu habe der Patient seinen Appetit verloren und 9 kg in den letzten 6 Monaten abgenommen. Der Patient berichtete, dass seine Mitarbeiter seine Bräunung gelobt hätten, obwohl er seit langem kein Solarium mehr besucht habe. Darüber hinaus habe er bemerkt, dass seine Handinnenflächen dunkel geworden seien und er im Mund dunkle Flecken habe.

12.3 Transkription Anamnesemonolog

Hallo, ich bin Mario Pascal, ich buchstabiere P-A-S-C-A-L, und ich bin 50 Jahre alt. Ich wiege 65 kg, ich bin 190 cm groß. Ich wohne in Euskirchen auf der Roitzheimer Straße, kein Problem, ich buchstabiere: R-O-I-T-Z-H-E-I-M-E-R Straße 47, Postleitzahl 5-3-8-8-1. Ich bin verheiratet. Meine Frau und ich haben 2 Kinder. Die Tochter ist 22 Jahre alt und unser Sohn ist 25. Sie kommen sehr gut miteinander aus. Ich bin Manager von Beruf, das ist aber anstrengend; viele Leute denken, wenn man die Karriereleiter aufsteigt, wird die Arbeit einfacher, aber eigentlich bekommt man mehr Verantwortung.

Ich leide gerade unter einem dauerhaften Schwächegefühl und schneller Ermüdung. Seit drei Monaten bin ich immer erschöpft, so wie wenn ich viel Sport gemacht hätte. Ich habe mein Appetit verloren und im letzten halben Jahr 9 kg abgenommen. Ich habe bemerkt, dass mir jetzt häufig schwindelig ist. Im Büro haben mir viele Mitarbeiter Komplimente wegen meiner Bräunung gemacht, aber ich habe seit langem kein Solarium mehr besucht. Neulich habe ich zu Hause bemerkt, dass meine Handinnenflächen dunkel sind, so als ob ich die Holzschubladen lackiert hätte. Und heute Morgen, während ich meine Zähne geputzt habe, bemerkte ich, dass in meinem Mund auch dunkle Flecken sind.

Ich leide an Diabetes, aber ansonsten bin ich ganz gesund. Ja, ich erinnere mich jetzt, als ich 20 Jahre alt war, hatte ich eine Blinddarmoperation.

Mein Vater hatte auch Zucker und ist mit 88 Jahren gestorben. Meine Mutter hatte mit 85 einen Schlaganfall, an dem sie starb.

Die Pflegefachkraft hat meine Temperatur gemessen. Sie war 37,9. Ist das nicht ein bisschen hoch? Ich schlafe nicht so viel, ungefähr 5 Stunden jede Nacht, aber das war immer so. Und meinen Appetit habe ich verloren. Ich esse jetzt die Hälfte von dem, was ich früher gegessen habe, wenn nicht weniger. Bei Groß und Klein machen habe ich keine Probleme.

Eigentlich habe ich zu viel Stress auf meiner Arbeit, weil ich jetzt wegen einer Restrukturierung noch mehr Verantwortung habe. Und jetzt schaffe ich das nicht mehr so, weil ich immer müde bin.

Ich nehme 70 IU (= Internatione Einheiten) Insulin täglich, 30 morgens, 30 mittags und 10 abends.

Ich trinke nur am Wochenende, vielleicht zwei oder drei Gläser Whisky, damit ich den Stress ertragen kann.

Ich habe eine Penicillin-Allergie und bekomme Atemnot, wenn ich das nehme.

KAPITEL

13 Fall Markus Zimmermann

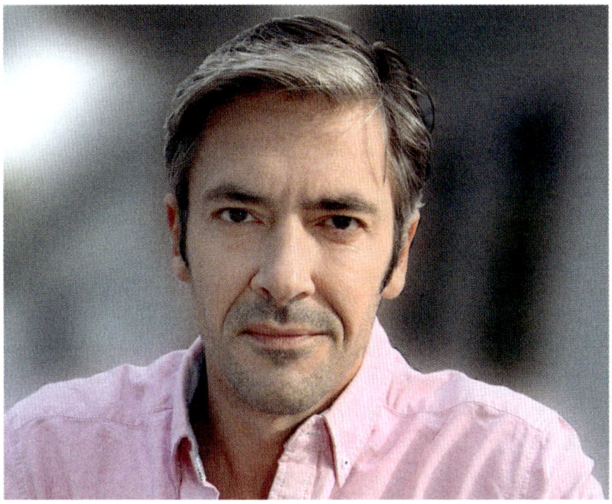

[J787-256]

13.1 Aufgabe

Rufen Sie über den QR-Code oder Link unten das Anamnesegespräch auf. Hören und notieren Sie die Informationen des Patienten im Anamnesebogen. Eine Vorlage des Anamnesebogens finden Sie im ➤ Anhang.

Wie lautet Ihre Verdachtsdiagnose? An welche Differenzialdiagnosen müssen Sie denken?

Welche Untersuchungen sind nötig und welche Ergebnisse der Untersuchungen erwarten Sie? Füllen Sie dazu auch den Anforderungsbogen (Vorlage im ➤ Anhang) aus.

Verfassen Sie abschließend einen Arztbrief.

www.elsevier.com/books-and-journals/book-companion/9783437213144

13.2 Lösung

Anamnesebogen

Allgemeine Daten

Geschlecht:	männlich
Patientenname:	Markus **Zimmermann**
Geburtsdatum:	19.07.1967
Alter (Jahre):	58
Gewicht (kg):	56
Größe (cm):	182
Adresse:	Tulpenstraße 17, Mainz-Kastel
Hausarzt/-ärztin:	Dr. Olmert
Beruf:	Schneider
Familienstand:	verwitwet seit 2 Jahren
Kinder:	4 Kinder: 3 Söhne, 1 Tochter

Aktuelle Anamnese

- Gewichtsverlust von ca. 10 kg in den letzten Wochen
- Oberbauchschmerzen
- Abneigung gegen Fleisch
- Appetitverlust
- Aufstoßen
- Blähungen
- Müdigkeit, Blässe und Abgeschlagenheit

Vorerkrankungen und Operationen

- Diabetes seit 24 Jahren
- BHD seit 16 Jahren
- GERD (gastroösophageale Reflux-Krankheit) seit 12 Jahren
- Magengeschwür vor 6 Jahren, mit Medikamenten behandelt
- Z. n. Leistenbruch vor 9 Jahren
- Z. n. Schenkelbruch 2011
- Z. n. Mandelentfernung (Tonsillektomie) mit 7 Jahren

Familienanamnese

- Vater: mit 86 an Magenkrebs gestorben, litt unter KHK und ↑ BFW
- Mutter: mit 78 an Lebertumor gestorben, litt an BHD und DM
- Onkel väterlicherseits: mit 46 an Dickdarmkarzinom gestorben

Gynäkologische Anamnese

entfällt

Vegetative Anamnese

Temperatur:	36,2 °C
Schlaf:	Einschlafstörung
Appetit:	Appetitverlust
Stuhlgang:	normal
Miktio:	häufiges Wasserlassen

Psyche

Angst vor Krebs wegen familiärer Vorgeschichte

Medikamente

- Nifedipin 5 mg 0-1-0
- Valsartan 160 mg 1-0-0
- Metformin Tbl. 500 mg 1-0-1
- Pantoprazol 20 mg 1-0-1 (bei Bedarf)

Genussmittel/Drogen

- Nikotinkonsum: 10–15 Zigaretten täglich seit seinem 17. Lebensjahr
- Alkoholkonsum: 1 Bier abends
- Drogen: Haschisch mit 16 Jahren probiert

Allergien/Unverträglichkeiten

- Heuschnupfen durch Pollen
- gegen Aspirin, vor 3 Jahren festgestellt (rote Augen, Hautausschlag und Juckreiz)

Verdachtsdiagnose

Magenkarzinom

Differenzialdiagnose

- Ulcus ventriculi
- Ösophaguskarzinom
- Kolonkarzinom

Mit dem Patienten besprochene Untersuchungen

- Körperliche Untersuchungen besonders im Abdomenbereich. (Bei Betrachtung: Blässe? Reduzierter Allgemeinzustand? Beim Abhören: Tachykardie? Lunge Ablagerungen? Verminderte oder vermehrte Peristaltik? Beim Abtasten: Tumoren? Schmerzen bei Berührung im Oberbauchbereich?)
- Blutabnahme
- Abdomen Sonografie
- CT-Abdomen mit Kontrastmittel
- Endoskopie
- Skelettszintigrafie

Anforderungen

Untersuchung - 1	Untersuchung - 2
☐ Röntgen-Thorax	☐ Röntgen-Thorax
☐ CT	☐ CT
☐ MRT	☐ MRT
☒ Endoskopie	☐ Endoskopie
☐ Sonografie	☐ Sonografie
☐ Gastroskopie	☐ Gastroskopie
☐ EEG	☐ EEG
☐ EKG	☐ EKG
☐ ERCP	☐ ERCP
☐ FNP	☐ FNP
☐ HNO	☐ HNO
☐ Koloskopie	☐ Koloskopie
☐ Bronchoskopie	☐ Bronchoskopie
☐ Labor	☐ Labor
☐ ...	☒ Skelettszintigrafie
☐ ...	☐ ...

Angeforderte Untersuchung

- *Untersuchung – 1*
  - Endoskopie
- *Untersuchung – 2*
  - Skelettszintigrafie

Klinische Angaben

- *Untersuchung – 1*
  - Gewichtsverlust
  - Oberbauchschmerzen
  - Müdigkeit
  - Blässe
- *Untersuchung – 2*
  - Gewichtsverlust
  - Oberbauchschmerzen
  - Müdigkeit
  - Blässe

Fragestellungen (Welche Ergebnisse erwarten wir von den Untersuchungen?)

- *Untersuchung – 1*
  - Ulcus?
  - Magenschleimhautverletzung?
  - Ösophagusschleimhautverletzung?
  - Tumor?
  - Biopsie (Probenentnahme)
- *Untersuchung – 2*
  - Metastasen?
  - Knochenkrebs?

Diagnose

Magenkarzinom

Erklärung

Der Patient kam wegen Gewichtsverlusts und Oberbauchschmerzen, die von einer Abneigung gegen Fleisch begleitet werden, zu uns.

Als Risikofaktoren können wir nennen:
- GERD
- Ulcus ventriculi
- Nikotinabusus
- Krebs-Vorgeschichte in der Familie

Als Begleitsymptome nennt er u. a. Müdigkeit, Blässe und Abgeschlagenheit, die deutliche Krebs-Symptome sind.

Arztbrief

Der Patient kam notfallmäßig zu uns. Er klagte über Gewichtsverlust von ca. 10 kg in den letzten Wochen sowie über Oberbauchschmerzen und eine zunehmende Abneigung gegen Fleisch. Ferner berichtete er von Appetitverlust, Aufstoßen und Blähungen.

Außerdem leide er an Müdigkeit, Blässe und Abgeschlagenheit.

Die Fragen nach Teerstuhl, blutigem Stuhlgang, Erbrechen, Durchfall sowie Verstopfung wurden verneint.

13.3 Transkription Anamnesemonolog

Guten Morgen!

Ich bin Markus Zimmermann, ich buchstabiere: M-A-R-K-U-S Z-I-M-M-E-R-M-A-N-N. Ich bin 58 Jahre alt und bin am 19. Juli 1967 geboren. Ich wiege 56 kg und bin 1,82 m groß. Ich wohne in Mainz-Kastel, Tulpenstraße 17, ich buchstabiere: M-A-I-N-Z Bindestrich K-A-S-T-E-L T-U-L-P-E-N Straße. Mein Hausarzt heißt Dr. Olmert (O-L-M-E-R-T).

Von Beruf bin ich Schneider. Seit 2 Jahren bin ich verwitwet, meine Frau ist an Brustkrebs gestorben und meine Kinder waren noch klein, als es passiert ist. Ich habe drei Söhne und eine Tochter.

Ich bin zu Ihnen gekommen, weil ich ca. 10 kg in den letzten Wochen abgenommen habe. Ferner habe ich Oberbauchschmerzen sowie eine zunehmende Abneigung gegen Fleisch, was ich seltsam finde, weil ich Fleisch immer gerne esse. Ich bemerkte, dass mein Appetit total weg ist. Außerdem muss ich viel aufstoßen und habe Blähungen. Weiterhin bin ich blass geworden und fühle mich immer müde und abgeschlagen.

Ich habe keine Veränderungen in meinem Stuhl bemerkt, keinen schwarzen oder blutigen Stuhl. Trotz meiner Bauchschmerzen habe ich nicht erbrochen und keine Verstopfung oder Durchfall gehabt.

Ich leide seit 24 Jahren an Zucker, seit 16 Jahren an Bluthochdruck, seit 12 Jahren habe ich ein Refluxproblem und ich hatte vor 6 Jahren ein Magengeschwür, das mit Medikamenten behandelt wurde.

Als Kind mit 7 Jahren hatte ich eine Mandelentfernung, 2011 hatte ich einen Schenkelbruch und vor 9 Jahren einen Leistenbruch, beide wurden operiert.

Mein Vater ist mit 86 an Magenkrebs gestorben und litt an einer koronaren Herzkrankheit und erhöhten Blutfettwerten. Meine Mutter ist mit 78 an einem Lebertumor gestorben und litt an Bluthochdruck sowie Zucker. Mein Onkel väterlicherseits ist mit 46 an einem Dickdarmkarzinom gestorben. Wegen meiner Familiengeschichte bin ich verunsichert und verängstigt.

Meine Temperatur ist 36,2 Grad, ich habe meine Temperatur selbst gemessen. Ich fühle mich nervös. Deshalb ist es für mich sehr schwierig, einzuschlafen.

Wie gesagt, habe ich gar keinen Appetit. Ich habe keine Probleme, zur Toilette zu gehen. Allerdings muss ich sagen, dass ich oft zum Urinieren gehen muss.

Wie Sie schon wissen, leide ich an vielen Krankheiten. Dagegen nehme ich die folgenden Medikamente:
- Nifedipin 5 mg 0-1-0
- Valsartan 160 mg 1-0-0
- Metformin 500 mg 1-0-1
- Pantoprazol 20 mg 1-0-1, Pantoprazol nehme ich auch jedes Mal, wenn ich Sodbrennen bekomme, aber nur, wenn ich es brauche.

Ich rauche 10–15 Zigaretten täglich, seit ich 17 Jahre war. Außerdem trinke ich ein Bier abends. Ich habe nur einmal Haschisch mit 16 Jahren ausprobiert.

Ich habe Heuschnupfen durch Pollen. Meine Aspirin-Allergie wurde vor 3 Jahren festgestellt, die sich in roten Augen, Hautausschlag und Juckreiz äußert.

KAPITEL

14 Fall Markus Reinheimer

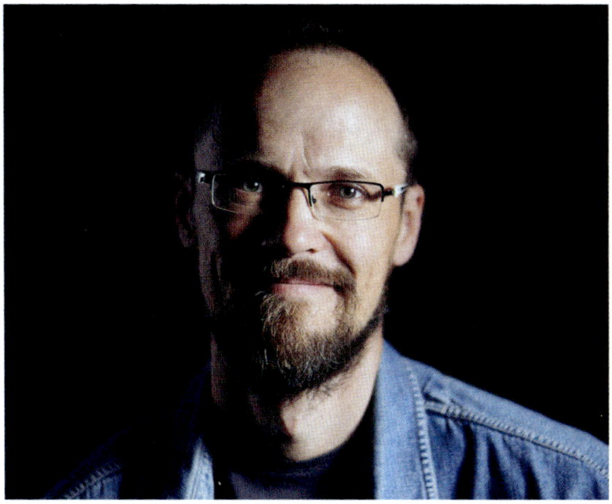

[J787-257]

14.1 Aufgabe

Rufen Sie über den QR-Code oder Link unten das Anamnesegespräch auf. Hören und notieren Sie die Informationen des Patienten im Anamnesebogen. Eine Vorlage des Anamnesebogens finden Sie im ➤ Anhang.

Wie lautet Ihre Verdachtsdiagnose? An welche Differenzialdiagnosen müssen Sie denken?

Welche Untersuchungen sind nötig und welche Ergebnisse der Untersuchungen erwarten Sie? Füllen Sie dazu auch den Anforderungsbogen (Vorlage im ➤ Anhang) aus.

Verfassen Sie abschließend einen Arztbrief.

www.elsevier.com/books-and-journals/book-companion/9783437213144

14.2 Lösung

Anamnesebogen

Allgemeine Daten

Geschlecht:	männlich
Patientenname:	Markus **Reinheimer**
Geburtsdatum:	15.02.1979
Alter (Jahre):	46
Gewicht (kg):	83
Größe (cm):	177
Adresse:	Willy-Brandt-Allee 9, 43435 Neuhausen
Hausarzt/-ärztin:	Herr Dr. Thomas Lüning
Beruf:	Schreiner
Familienstand:	verheiratet
Kinder:	2 Kinder: 1 Sohn (10) und 1 Tochter (5)

Aktuelle Anamnese

- seit etwa 3 Wochen wiederkehrende Kopfschmerzen
- Attacken treten mehrmals täglich auf und dauern zwischen 30 Minuten und 2 Stunden
- Schmerzen werden von Geräuschen in den Ohren und leichten Sehstörungen begleitet
- in den letzten 10 Tagen 2-mal Nasenbluten
- Blutdruck bei der Untersuchung 210/110

Vorerkrankungen und Operationen

- keine Vorerkrankungen
- Handgelenkbruch rechts vor 5 Jahren, Arbeitsunfall, mit Gips behandelt

Familienanamnese

- Vater: hat keinen Kontakt mit ihm
- Mutter: 70, leidet unter arterieller Hypertonie

Gynäkologische Anamnese

entfällt

Vegetative Anamnese

Temperatur:	36,2 °C
Schlaf:	Einschlafstörungen wegen Beschwerden
Appetit:	gut
Stuhlgang:	unauffällig
Miktio:	unauffällig

Psyche
unauffällig

Medikamente
Ibuprofen 600 mg bei Bedarf (wenn Schmerzen auftreten)

Genussmittel/Drogen
- 10–15 Zigaretten pro Tag, seit 27 Jahren
- trinkt am Wochenende Bier oder Wein
- keine Drogen

Allergien/Unverträglichkeiten
gegen Gräserpollen (tränende Augen und Juckreiz)

Verdachtsdiagnose

arterielle Hypertonie

Differenzialdiagnose

- venöse und/oder arterielle Thrombosen (Blutgerinnsel (Thrombus) in einem Blutgefäß)
- Atherosklerose
- chronische Pyelonephritis (Nierenbecken-Entzündung)

Mit dem Patienten besprochene Untersuchungen

- körperliche Untersuchung
- Labordiagnostik
- Sonografie und EKG

Anforderungen

Untersuchung - 1	Untersuchung - 2
☐ Röntgen-Thorax ☐ CT ☐ MRT ☐ Endoskopie ☐ Sonografie ☐ Gastroskopie ☐ EEG ☐ EKG ☐ ERCP ☐ FNP ☐ HNO ☐ Koloskopie ☐ Bronchoskopie ☒ Labor ☐ …	☐ Röntgen-Thorax ☐ CT ☐ MRT ☐ Endoskopie ☐ Sonografie ☐ Gastroskopie ☐ EEG ☐ EKG ☐ ERCP ☐ FNP ☐ HNO ☐ Koloskopie ☐ Bronchoskopie ☐ Labor ☒ Blutdruckmessung über 24 Stunden ☐ … ☐ …

Angeforderte Untersuchung

- *Untersuchung – 1*
  - Labordiagnostik
- *Untersuchung – 2*
  - Ambulante Langzeitblutdruckmessung über 24 Stunden

Klinische Angaben

- *Untersuchung – 1*
  - hoher Blutdruck
- *Untersuchung – 2*
  - Nasenblutung und hoher Blutdruck

Fragestellungen (Welche Ergebnisse erwarten wir von den Untersuchungen?)

- *Untersuchung – 1*
  - Harnstatus
- *Untersuchung – 2*
  - Wie ist der Blutdruck des Patienten im Laufe des Tages? 24-Stunden-EKG

Diagnose

arterielle Hypertonie

Erklärung

Typische Klinik bzw. Beschwerden (Kopfschmerzen, Nasenbluten, Sehstörungen)

Arztbrief

Der Patient kam zu uns wegen wiederkehrender Kopfschmerzen seit etwa drei Wochen. Die Attacken träten mehrmals täglich auf und dauerten zwischen 30 Minuten und zwei Stunden.

Die Schmerzen würden manchmal von Geräuschen in den Ohren und leichten Sehstörungen begleitet.

Außerdem erzählte der Patient, dass in den letzten Wochen 2 Vorfälle mit Nasenbluten aufgetreten seien.

Blutdruck sei bei der Untersuchung 210/110 mmHg gewesen.

14.3 Transkription Anamnesemonolog

Also, ich bin der Markus Reinheimer (R-E-I-N-H-E-I-M-E-R), bin 46 Jahre alt, also geboren am 15.02.1979. Ich wiege so um die 83 Kilo und bin 177 groß. Meine Adresse ist Willy-Brandt-Allee 9 in 43435 Neuhausen, ich buchstabiere: W-I-L-L-Y Bindestrich B-R-A-N-D-T Bindestrich A-L-L-E-E 9 in N-E-U-H-A-U-S-E-N.

Mein Hausarzt ist der Dr. Lüning (L-Ü-N-I-N-G), der ist eigentlich ganz okay, macht seine Arbeit. Und beruflich bin ich Schreiner, schon seit ein paar Jährchen, geht so.

Privat läuft es eigentlich ganz gut, bin glücklich verheiratet und hab zwei Kids, einen Sohn, der ist 10, und die Kleine, die ist 5.

Aber in letzter Zeit hab ich so ein Schädelbrummen, schon seit 3 Wochen oder so. Nicht ständig, aber immer wieder mal, mehrmals am Tag. Das zieht sich dann so eine halbe Stunde bis zwei Stunden, und manchmal habe ich dabei auch so ein komisches Geräusch in den Ohren. Und manchmal sehe ich sogar verschwommen. Dann nehme ich IBU 600.

Und in den letzten zehn Tagen hatte ich schon zweimal Nasenbluten, voll der Mist. Vorher war ich aber topfit, außer ein paar normalen Erkältungen oder so.

Ach ja, und hier, an meinem rechten Handgelenk, da war vor 5 Jahren mal was, beim Arbeiten gebrochen. Da haben sie dann so einen Gips drauf gemacht, und das war's.

Familie ist auch so ein Thema. Mit meinem Vater hab ich keinen Kontakt, aber meine Mutter wohnt bei mir im Haus, ist schon 70, hat aber eigentlich nur so ein bisschen zu hohen Blutdruck.

Grade wurde mir die Temperatur gemessen, war 36,2. Aber wegen den Kopfschmerzen schlaf ich schlecht ein, in letzter Zeit. Essen tue ich aber ganz gut, und mit Stuhlgang und Wasserlassen ist auch alles okay, nichts Ungewöhnliches da.

Ja, und dann rauch ich so 10–15 Zigaretten am Tag, schon seit 27 Jahren, ja ich weiß, ist ungesund, aber was soll's. Und am Wochenende oder wenn Freunde da sind, trink ich auch mal 'n Bierchen oder ein Glas Wein, aber mit Drogen hab ich nix zu tun, das ist mir zu heikel.

Ach ja, und ich bin auch gegen Gräserpollen allergisch, meine Augen tränen und jucken dann immer, voll nervig das.

Die Schwester hat vorhin meinen Blutdruck gemessen, der bei 210/110 lag.

KAPITEL

15 Fall Martin Schindler

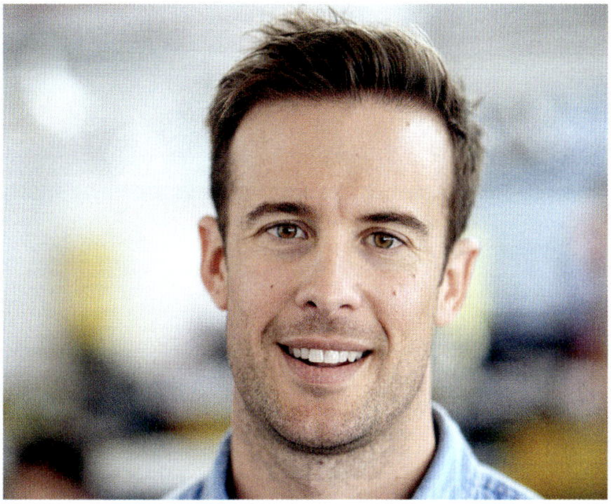

[J787-183]

15.1 Aufgabe

Rufen Sie über den QR-Code oder Link unten das Anamnesegespräch auf. Hören und notieren Sie die Informationen des Patienten im Anamnesebogen. Eine Vorlage des Anamnesebogens finden Sie im ➤ Anhang.

Wie lautet Ihre Verdachtsdiagnose? An welche Differenzialdiagnosen müssen Sie denken?

Welche Untersuchungen sind nötig und welche Ergebnisse der Untersuchungen erwarten Sie? Füllen Sie dazu auch den Anforderungsbogen (Vorlage im ➤ Anhang) aus.

Verfassen Sie abschließend einen Arztbrief.

www.elsevier.com/books-and-journals/book-companion/9783437213144

15.2 Lösung

Anamnesebogen

Allgemeine Daten

Geschlecht:	männlich
Patientenname:	Martin **Schindler**
Geburtsdatum:	23.03.1988
Alter (Jahre):	37
Gewicht (kg):	85
Größe (cm):	180
Adresse:	Concordiastraße 6, 56324 Linz am Rhein
Hausarzt/-ärztin:	Frau Dr. Laura Kerschnowski
Beruf:	Automechaniker
Familienstand:	ledig
Kinder:	keine

Aktuelle Anamnese

- seit 3 Wochen Engegefühl in der Brust
- Beschwerden treten bei körperlicher Belastung (rasches Treppensteigen, schnelles Gehen bergauf) auf
- Ausstrahlung in Hals, Nacken und Unterkiefer
- Beschwerden verschwinden komplett in Ruhephasen

Vorerkrankungen und Operationen

- Bandscheibenleiden, seit 5 Jahren
- Tonsillektomie als Kind

Familienanamnese

- Vater: 65, hatte mit 50 Jahren einen Herzinfarkt, wurde mit 60 Jahren am Herzen operiert
- Mutter: 62, gesund

Gynäkologische Anamnese

entfällt

Vegetative Anamnese

Temperatur:	36,0 °C
Schlaf:	gut
Appetit:	gut
Stuhlgang:	unauffällig
Miktio:	unauffällig

Psyche
unauffällig

Medikamente
Ibuprofen 600 mg 1-1-1

Genussmittel/Drogen
- raucht 40 Zigaretten pro Tag, seit 20 Jahren
- trinkt 1–2 Flaschen Bier abends
- keine Drogen

Allergien/Unverträglichkeiten
- Iod (Luftnot)
- Novalgin (Hautausschlag, Luftnot)

Verdachtsdiagnose

koronare Herzkrankheit (KHK)

Differenzialdiagnose

- instabile Angina pectoris
- Myokardinfarkt

Mit dem Patienten besprochene Untersuchungen

- Ruhe- und Belastungs-EKG
- Labordiagnostik

Anforderungen

Untersuchung - 1	Untersuchung - 2
☐ Röntgen-Thorax	☐ Röntgen-Thorax
☐ CT	☐ CT
☐ MRT	☐ MRT
☐ Endoskopie	☐ Endoskopie
☐ Sonografie	☐ Sonografie
☐ Gastroskopie	☐ Gastroskopie
☐ EEG	☐ EEG
☒ EKG (Ruhe und Belastung)	☐ EKG
☐ ERCP	☐ ERCP
☐ FNP	☐ FNP
☐ HNO	☐ HNO
☐ Koloskopie	☐ Koloskopie
☐ Bronchoskopie	☐ Bronchoskopie
☐ Labor	☒ Labor
☐ …	☐ …
☐ …	☐ …

Angeforderte Untersuchung

- *Untersuchung – 1*
  - Ruhe- und Belastungs-EKG
- *Untersuchung – 2*
  - Labordiagnostik

Klinische Angaben

- *Untersuchung – 1*
  - Engegefühl unter körperlicher Belastung
- *Untersuchung – 2*
  - allgemeine Beschwerden

Fragestellungen (Welche Ergebnisse erwarten wir von den Untersuchungen?)

- *Untersuchung – 1*
  - Ruhe-EKG bei stabiler Angina pectoris meist normal, zum Ausschluss verschiedener Herzkrankheiten
- *Untersuchung – 2*
  - Bestimmung von Myoglobin und Troponin zum Ausschluss eines akutes Myokardinfarkts

Diagnose

koronare Herzkrankheit (KHK)

Erklärung

Begründung: belastungsabhängige retrosternale Schmerzen mit typischer Ausstrahlung (in Hals, Nackenmuskulatur und Unterkiefer) im Sinne einer Angina pectoris, Risikofaktoren in der Anamnese für KHK (männliches Geschlecht, Nikotinabusus, Vater erlitt Myokardinfarkt)

Arztbrief

Der Patient habe seit 3 Wochen unter körperlicher Belastung (rasches Treppensteigen, schnelles Gehen bergauf) ein Engegefühl hinter dem Brustbein mit Ausstrahlung in Hals, Nackenmuskulatur und Unterkiefer.

Die Beschwerden seien in den Ruhephasen wieder komplett abgeklungen.

15.3 Transkription Anamnesemonolog

Ich bin der Martin Schindler. Schreibt sich S-C-H-I-N-D-L-E-R. Geboren bin ich am 23.03.88, also jetzt schon 37 Jahre alt. Bin 85 Kilo schwer und 180 Zentimeter groß. Wohne in der Concordiastraße 6 in Linz am Rhein, 56324, also C-O-N-C-O-R-D-I-A-Straße.

Beruflich bin ich Automechaniker, also immer mit Öl und Schraubenschlüssel am Start. Mein Hausarzt ist Frau Dr. Laura Kerschnowski, ja, K-E-R-S-C-H-N-O-W-S-K-I. Bin aber zum Glück noch ledig und hab keine Kinder.

Ich hab jetzt seit fast drei Wochen so ein komisches Engegefühl in der Brust. Besonders schlimm wird's, wenn ich schnell Treppen steige oder bergauf gehe. Die Schmerzen ziehen dann in meinen Hals und ich spür es auch im Nacken und im Unterkiefer. Da muss ich echt eine Pause machen, damit es mir ein bisschen leichter wird. Aber wenn ich komplett ruhig bin, dann spür ich gar nix mehr.

Ich hab schon seit 5 Jahren Probleme mit meiner Bandscheibe, weil ich bei der Arbeit oft schwere Sachen tragen muss. Da nehme ich dann Ibuprofen, so 600 Milligramm, drei Mal am Tag, denk ich.

Meine Mutter hat mir erzählt, dass ich als Kind eine Mandelentfernung-OP hatte, aber ich erinnere mich echt nicht mehr dran.

Mein Vater ist jetzt 65, hatte mit 50 schon einen Herzinfarkt. Und mit 60 musste er sogar am Herzen operiert werden. Meine Mutter ist Gott sei Dank noch gesund mit 62.

Meine Temperatur wurde gerade gemessen, war bei 36, alles gut also. Schlaf und Essen klappen bei mir ganz ordentlich, und auch Stuhlgang und Wasserlassen sind kein Problem.

Aber ich rauch echt viel, so 40 Zigaretten am Tag schon seit gut 20 Jahren oder so. Und abends trink ich auch noch 1 bis 2 Flaschen Bier. Mit Drogen hab ich nix am Hut.

Allergisch bin ich gegen Iod und Novalgin, da bekomm ich echt keine Luft mehr und krieg so einen Hautausschlag, das ist echt ätzend.

KAPITEL

16 Fall Julia Cuprakowa

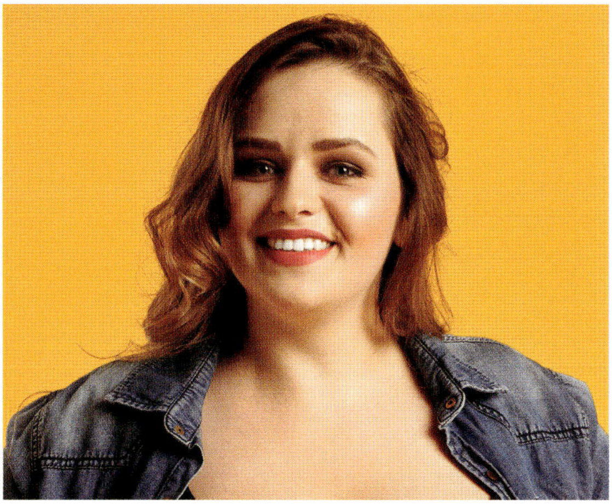

[J787-258]

16.1 Aufgabe

Rufen Sie über den QR-Code oder Link unten das Anamnesegespräch auf. Hören und notieren Sie die Informationen der Patientin im Anamnesebogen. Eine Vorlage des Anamnesebogens finden Sie im > Anhang.

Wie lautet Ihre Verdachtsdiagnose? An welche Differenzialdiagnosen müssen Sie denken?

Welche Untersuchungen sind nötig und welche Ergebnisse der Untersuchungen erwarten Sie? Füllen Sie dazu auch den Anforderungsbogen (Vorlage im > Anhang) aus.

Verfassen Sie abschließend einen Arztbrief.

www.elsevier.com/books-and-journals/book-companion/9783437213144

16.2 Lösung

Anamnesebogen

Allgemeine Daten

Geschlecht:	weiblich
Patientenname:	Julia **Cuprakowa**
Geburtsdatum:	17.04.1984
Alter (Jahre):	41
Gewicht (kg):	83
Größe (cm):	165
Wohnort:	Blechhammerweg 20, 66862 Kaiserslautern
Hausarzt/-ärztin:	Dr. med. Evelyn Brudecki
Beruf:	Bäckerin
Familienstand:	geschieden
Kinder:	2 Kinder (10 und 15)

Aktuelle Anamnese

- notfallmäßig mit RTW
- krampfartige Schmerzen im Oberbauch mit Ausstrahlung in rechte Flanke und rechte Schulter
- viel zu viel gegessen und getrunken, beim Geburtstag der Schwester
- dumpfes Völlegefühl im Bauch
- jetzt richtig starke Schmerzen
- nicht das erste Mal, normalerweise gehen die Schmerzen nach 3 Stunden weg

Vorerkrankungen und Operationen

- erhöhte Blutfettwerte und Diabetes seit 5 Jahren
- Pankreatitis vor 5 Jahren
- Blinddarmoperation vor 20 Jahren

Familienanamnese

- Mutter: 75, gesund
- Vater: mit 73 an Leberzirrhose gestorben

Gynäkologische Anamnese

- erste Monatsblutung mit 14
- letzte Monatsblutung am 28. des Vormonats
- zwei Schwangerschaften, zwei Entbindungen

Vegetative Anamnese

Temperatur:	36,7 °C
Schlaf:	gut, außer gestern
Appetit:	normal
Stuhlgang:	unauffällig
Miktio:	unauffällig

Psyche

Vermisst ihre Kinder, kann sie wegen der Ehescheidung nur alle zwei Wochen sehen. Ihre Kinder sind lieber beim Vater als bei ihr.

Medikamente

Metformin 500 mg täglich

Genussmittel/Drogen

- trinkt nur, wenn sie mit Freundinnen ausgeht, ganz selten
- raucht nicht, hat nie Drogen probiert

Allergien/Unverträglichkeiten

allergisch gegen NSAIDS, bekommt Atemnot

Verdachtsdiagnose

Cholezystolithiasis bei Choledocholithiasis

Differenzialdiagnose

- Pankreatitis
- Cholelithiasis

Mit der Patientin besprochene Untersuchungen

- Blutentnahme
- Abdomen-Sonografie

Anforderungen

Untersuchung - 1	Untersuchung - 2
☐ Röntgen-Thorax	☐ Röntgen-Thorax
☐ CT	☐ CT
☐ MRT	☐ MRT
☐ Endoskopie	☐ Endoskopie
☒ Sonografie	☐ Sonografie
☐ Gastroskopie	☐ Gastroskopie
☐ EEG	☐ EEG
☐ EKG	☐ EKG
☐ ERCP	☐ ERCP
☐ FNP	☐ FNP
☐ HNO	☐ HNO
☐ Koloskopie	☐ Koloskopie
☐ Bronchoskopie	☐ Bronchoskopie
☐ Labor	☒ Labor
☐ …	☐ …
☐ …	☐ …

Angeforderte Untersuchung

- *Untersuchung – 1*
  - Sonografie
- *Untersuchung – 2*
  - großes Blutbild

Klinische Angaben

- *Untersuchung – 1*
  - Koliken im Oberbauch mit Ausstrahlung in die rechte Flanke und rechte Schulter
- *Untersuchung – 2*
  - zu viel gegessen, dumpfes Völlegefühl und Druck im Bauch

Fragestellungen (Welche Ergebnisse erwarten wir von den Untersuchungen?)

- *Untersuchung – 1*
  - Lithos in Ductus choledochus, Ductus cysticus oder Gallenblase
- *Untersuchung – 2*
  - erhöhtes γ-GT und alkalische Phosphatase

Diagnose

Cholezystolithiasis bei Choledocholithiasis

Erklärung

Wenn die Galle mehr Cholesterin produziert als gleichzeitig Gallensäuren und Lecithin emulgiert werden können, fällt Cholesterin aus und bildet Steine (wie z. B. bei viel fettigem Essen). Wenn diese weiter im Gallenweg eingeklemmt sind und dadurch eine Abflussbehinderung verursacht wird, führt dies zu Schmerzen.

Arztbrief

Die Patientin kam notfallmäßig mit RTW zu uns. Sie klagte über ein dumpfes Völlegefühl im Bauch, das gestern nach dem Geburtstag ihrer Schwester aufgetreten sei. Sie habe sehr viel gegessen und habe dieses Problem dem zugeschrieben. Sie sagte, dass dieses Gefühl nicht zum ersten Mal aufgetreten sei. Normalerweise sei dieses Gefühl nach ein paar Stunden wieder weg, aber jetzt habe sie richtigen Koliken in der Magengrube, die auf ihre rechte Seite und in die rechte Schulter ausstrahlen würden.

16.3 Transkription Anamnesemonolog

Hallo, mein Name ist Julia Cuprakowa, ich buchstabiere: C-U-P-R-A-K-O-W-A, und ich bin 42 Jahre alt. Ich bin am 17. April 1984 in Grevesmühlen geboren. Ja, natürlich kann ich das buchstabieren: G-R-E-V-E-S-M-Ü-H-L-E-N. Ich bin 165 cm groß und wiege ein bisschen zu viel, würde ich sagen hahaha, ungefähr 83 kg. Ich denke, ich werde anfangen, Sport zu machen, wenn das alles vorbei ist. Ich lebe gerade in Kaiserslautern im Blechhammerweg 20, Postleizahl 66862. Dort wohne ich in einer Wohnung, alleine, seit ich von meinem Mann geschieden bin. Wir teilen uns die Kinder. Alle 2 Wochen, diese Woche sind die Kinder zum Glück bei ihm.

Mein Hausarzt ist Dr. med. Evelyn Brudecki.

Ich bin Bäckerin von Beruf, ich liebe Süßigkeiten und ich bin eine ganz gute Bäckerin. Manchmal esse ich zu viele Süßigkeiten, hahaha.

Ich bin seit einem Jahr geschieden, weil mein Mann mich nicht mehr hübsch fand, weil er sagte, dass ich zu dick geworden bin. Wir haben 2 Kinder zusammen, die noch jung sind, 10 und 15 Jahre.

Gestern war ich beim Geburtstag von meiner Schwester und natürlich haben wir groß gefeiert. Dort habe ich ein bisschen zu viel gegessen, weil meine Schwester mein Lieblingsessen gekocht hat. In der Nacht hatte ich ein komisches dumpfes Völlegefühl im Bauch. Das war nicht das erste Mal, dass so etwas passiert, aber normalerweise geht dieses Gefühl nach ein paar Stunden alleine weg. Aber jetzt habe ich richtige Koliken in der Magengrube, die auf meine rechte Seite und die rechte Schulter ausstrahlen. Die Schmerzen waren so stark, ich musste die Notfallambulanz rufen.

Ich leide an der Zuckerkrankheit und erhöhten Blutfettwerten, seit 5 Jahren. Dazu habe ich vor 5 Jahren auch Pankreatitis gehabt, das war ganz schlimm. Dieses Jahr war richtig Kacke. Eine Operation hatte ich, eine Blinddarmoperation vor 20 Jahren.

Meine Mutter ist gesund und ist jetzt 75 Jahre alt. Leider ist mein Vater an Leberzirrhose gestorben, als er 73 war.

Ich habe 2 Schwangerschaften gehabt und die Kinder sind problemlos geboren. Meine erste Monatsblutung war, als ich 14 war. Die letzte Monatsblutung war am 28.

Die Schwester hat eben meine Temperatur gemessen, sie war 36,7. Normalerweise schlafe ich ganz normal, aber gestern konnte ich nicht gut schlafen, wegen den Schmerzen. Alles andere ist unauffällig.

Meine größte Sorge sind meine Kinder. Für mich ist es ganz schwierig, zwei Wochen ohne meine Lieben zu sein. Leider, seit ich geschieden bin. Die beiden mögen es lieber, bei ihrem Vater zu sein, weil er ihnen viele Süßigkeiten kauft. Hoffentlich, wenn ich wieder gesund bin, könnte ich eine bessere Mutter sein, damit meine Kinder mehr Zeit mit mir verbringen wollen.

Ich nehme Metformin 500 mg, wegen meiner Diabetes. Alkohol trinke ich ganz selten, wenn ich mit Freundinnen ausgehe. Ich rauche nicht und habe auch nie Drogen genommen.

Ich bin ganz allergisch gegen Paracetamol. Ich bekomme eine sehr starke Atemnot, wenn ich die nehme.

Könnten Sie mir mit diesen Schmerzen helfen, sie sind ganz stark und ich ertrage die nicht mehr!

KAPITEL 17 Fall Oana Adamski

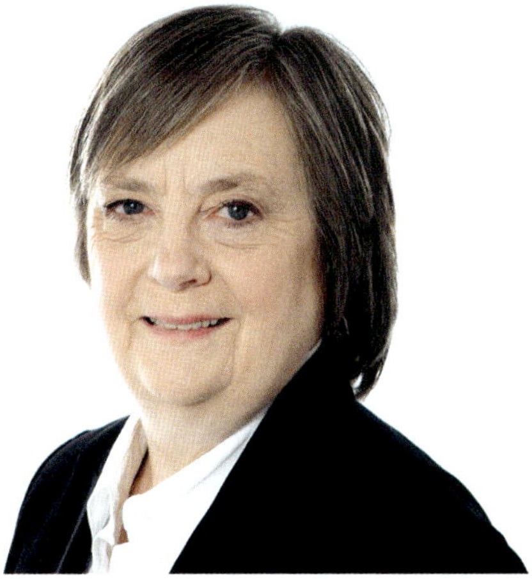

[J787-259]

17.1 Aufgabe

Rufen Sie über den QR-Code oder Link unten das Anamnesegespräch auf. Hören und notieren Sie die Informationen der Patientin im Anamnesebogen. Eine Vorlage des Anamnesebogens finden Sie im ➤ Anhang.

Wie lautet Ihre Verdachtsdiagnose? An welche Differenzialdiagnosen müssen Sie denken?

Welche Untersuchungen sind nötig und welche Ergebnisse der Untersuchungen erwarten Sie? Füllen Sie dazu auch den Anforderungsbogen (Vorlage im ➤ Anhang) aus.

Verfassen Sie abschließend einen Arztbrief.

www.elsevier.com/books-and-journals/book-companion/9783437213144

17.2 Lösung

Anamnesebogen

Allgemeine Daten

Geschlecht:	weiblich
Patientenname:	Oana **Adamski**
Geburtsdatum:	22.08.1960
Alter (Jahre):	65
Gewicht (kg):	82
Größe (cm):	156
Adresse:	Suderstraße 77, 55120 Mainz Mombach
Hausarzt/-ärztin:	Frau Dr. Felsenbein
Beruf:	Hausfrau
Familienstand:	verheiratet
Kinder:	3 Kinder

Aktuelle Anamnese

- heute Morgen beim Fahrradfahren Unruhegefühl und plötzlich aufgetretener Schweißausbruch mit Herzrasen
- heute Morgen wenig gefrühstückt und danach Medikament gegen ihre Zuckerkrankheit eingenommen
- Heißhunger, Herzklopfen, Armzittern sowie Kribbeln in Armen und Beinen
- Ihr ist schwarz vor den Augen geworden und sie hat alles verschwommen gesehen, außerdem hat sie die Namen ihrer Freunde vergessen.
- Die Schwester in der Notaufnahme habe ihr eine Cola gegeben und seitdem fühlt sie sich besser.
- Zuckerkrankheit wurde vor 3 Monaten bei HA festgestellt, seitdem Einnahme von Metformin
- kein Bewusstseinsverlust, Kopfschmerzen, Brustschmerz oder Atemnot

Vorerkrankungen und Operationen

- DM seit 3 Monaten
- vor 3 Monaten Pilzinfektion in der Achselhöhle links, mit Creme behandelt
- Herzstolpern vor 1 Jahr
- Sprunggelenksbruch vor 5 Jahren, gegipst

Familienanamnese

- Vater: mit 50 an Nebenhodenkrebs gestorben
- Mutter: 90, seit 7 Jahren bettlägerig wegen Schlaganfall

Gynäkologische Anamnese

- erste Periode mit 12 Jahren
- letzte Periode vor 10 Jahren
- letzter Frauenarztbesuch vor einem Jahr, alles in Ordnung

Vegetative Anamnese

Temperatur:	36,9 °C
Schlaf:	Einschlafstörung
Appetit:	seit einiger Zeit weniger geworden
Stuhlgang:	vorher häufig Verstopfung, aber jetzt nicht mehr
Miktio:	unauffällig

Psyche
innerliche Unruhe

Medikamente
- Diclofenac 50 mg (bei Bedarf)
- Canesten-Creme, 3-mal pro Tag
- Metformin 500 mg (1-0-0)

Genussmittel/Drogen
- Raucherin, 6 Z/d, seit 3 Jahren, vorher 15 Z/d über 40 Jahre
- 1–2 Flaschen Bier/d seit 20 Jahren
- keine Drogen

Allergien/Unverträglichkeiten
- Penicillin
- Pferdehaare
- führt zu Juckreiz und Pusteln

Verdachtsdiagnose

Hypoglykämie

Differenzialdiagnose

- Myokardinfarkt
- Apoplexie

Mit der Patientin besprochene Untersuchungen

- körperliche Untersuchung
- Labor-Untersuchung
- EKG
- CT/MRT Schädel
- Langzeitblutdruckmessung

Anforderungen

Untersuchung - 1	Untersuchung - 2
☐ Röntgen-Thorax	☐ Röntgen-Thorax
☐ CT	☐ CT
☐ MRT	☒ MRT
☐ Endoskopie	☐ Endoskopie
☐ Sonografie	☐ Sonografie
☐ Gastroskopie	☐ Gastroskopie
☐ EEG	☐ EEG
☒ EKG	☐ EKG
☐ ERCP	☐ ERCP
☐ FNP	☐ FNP
☐ HNO	☐ HNO
☐ Koloskopie	☐ Koloskopie
☐ Bronchoskopie	☐ Bronchoskopie
☒ Labor	☐ Labor
☐ …	☐ …
☐ …	☐ …

Angeforderte Untersuchung

- *Untersuchung – 1*
  - EKG, Blutzuckerspiegel
- *Untersuchung – 2*
  - MRT Schädel

Klinische Angaben

- *Untersuchung – 1*
  - Schweißausbruch mit Herzrasen
- *Untersuchung – 2*
  - schwarz vor den Augen
  - alles verschwommen gesehen, die Namen ihrer Freunde vergessen

Fragestellungen (Welche Ergebnisse erwarten wir von den Untersuchungen?)

- *Untersuchung – 1*
  - Hyperglykämie?
  - Anämie?
- *Untersuchung – 2*
  - Ischämie?
  - Raumforderung?

Diagnose

Hypoglykämie bei Diabetes mellitus

Erklärung

Die Hypoglykämie (Plasmaglukosewert < 3,3 mmol/l bzw. < 60 mg/dl) ist eine häufige Ursache für Bewusstseinsstörungen. Diese wichtige Differenzialdiagnose sollte rasch abgeklärt werden: bestätigt sich der Verdacht, kann die lebensbedrohliche metabolische Störung umgehend therapiert werden. Anderenfalls kann zügig nach anderen Gründen für die Bewusstseinsstörung gesucht werden.

Arztbrief

Die Patientin kam zu uns wegen einer seit heute Morgen akuten Hyperhidrose mit Tachykardie. Die Patientin gab an, dass sie mit ihren Freunden zum Fahrradfahren gegangen sei und sich nach einiger Zeit unruhig gefühlt habe. Heute Morgen habe sie wenig gefrühstückt und ein Medikament gegen Zuckerkrankheit eingenommen. Zudem klagte sie über Heißhunger, Palpitation, Armtremor sowie Parästhesie in den Armen und Beinen. Ferner sei ihr schwarz vor den Augen geworden und sie habe alles verschwommen gesehen, außerdem habe sie die Namen ihrer Freunde vergessen (Amnesie). Des Weiteren teilt sie mit, die Schwester in der Notaufnahme habe ihr eine Cola gegeben und seitdem fühle sie sich besser. DM sei vor 3 Monaten bei HA festgestellt und seitdem nehme sie Metformin 1-mal morgens. Die Fragen nach Ohnmacht, Cephalgie, Angina und Dyspnoe wurden verneint.

17.3 Transkription Anamnesemonolog

Guten Tag, mein Name ist Oana Adamski, ich buchstabiere: O-A-N-A A-D-A-M-S-K-I. Geboren bin ich am 22.08.1960, also bin ich 65 Jahre alt. Ich bin 1.56 m groß und wiege 82 kg.

Meine Adresse ist Suderstraße 77, Mainz Mombach, 55120, und mein Hausarzt ist Frau Dr. Felsenbein, ich buchstabiere: F-E-L-S-E-N-B-E-I-N. Ich bin Hausfrau und stolze Mutter von 3 Kindern.

Ich komme, weil ich heute Morgen mit meinen Freunden zum Fahrradfahren gegangen bin, und nach einiger Zeit habe ich mich unruhig gefühlt. Plötzlich hatte ich Schweißausbrüche und mein Herz raste ganz schnell. Heute Morgen habe ich wenig gefrühstückt, weil ich zu spät aufgewacht bin, und sofort nach dem Essen habe ich mein Medikament gegen Zuckerkrankheit eingenommen. Während der Fahrt mit meinem Fahrrad kriegte ich Heißhunger, danach fühlte ich mein Herz klopfen, Armzittern sowie Kribbeln in den Armen und in den Beinen. Alles ist vor meinen Augen schwarz und verschwommen geworden. Ich habe sogar die Namen meiner Freunde vergessen. Als ich in die Notaufnahme gekommen bin, hat die Schwester mir eine Cola gegeben. Seitdem fühle ich mich viel besser. Meine Hausärztin hat vor 3 Monaten Zuckerkrankheit diagnostiziert. Seitdem nehme ich Metformin. Zum Glück verlor ich nicht das Bewusstsein und fiel oder so. Ich habe keine Kopfschmerzen, Brustschmerzen oder Atemnot.

Wie ich schon erzählte, leide ich an Diabetes, seit 3 Monaten. Ich war damals wegen einer Pilzinfektion in der Achselhöhle links bei meiner Hausärztin gewesen. Sie sagte mir, es könnte ein Fall von Diabetes sein, sie hat Blut abgenommen und das nächste, was ich weiß, ist, dass ich diese Tabletten jeden Tag nehmen muss. Gegen die Pilzinfektion hat sie mir nur eine Creme verschrieben. Vor einem Jahr hat sie auch Herzstolpern festgestellt, aber damals sagte sie, dass es nicht so schlimm ist und ich regelmäßig ein EKG machen muss. Ich hatte auch einen Sprunggelenksbruch, vor 5 Jahren, und es wurde einfach gegipst und nach 3 Wochen war alles in Ordnung.

Mein Vater ist mit 50 Jahren an Nebenhodenkrebs gestorben. Meine Mutter ist 90 und liegt seit 7 Jahren wegen eines Schlaganfalls im Bett.

Meine erste Periode bekam ich mit 12 und meine letzte vor 10 Jahren. Ich gehe jedes Jahr zu meiner Frauenärztin. Der letzte Besuch war vor 1 Jahr und alles war in Ordnung.

Die Schwester hat hier meine Temperatur gemessen und sie war 36,9 °C. Es ist immer schwierig einzuschlafen und seit einiger Zeit ist mein Appetit weniger geworden. Vorher hatte ich häufig Verstopfung, aber jetzt nicht mehr. Ich habe kein Problem beim Wasserlassen.

Ehrlich, ich fühle mich innerlich unruhig.

Ich nehme ab und zu Diclofenac bei Bedarf, wenn ich nach dem Sport Muskelkater kriege. Ich nutze 3-mal täglich Canesten-Creme gegen die Pilzinfektion und nehme Metformin 500 mg morgens.

Ich rauche 6 Zigaretten täglich seit 3 Jahren, vorher habe ich 15 Zigaretten täglich 40 Jahre lang geraucht. Ich trinke 1 oder 2 Flaschen Bier täglich seit 20 Jahren. Ich habe niemals Drogen ausprobiert.

Ich bin allergisch gegen Penicillin und Pferdehaare, ich bekomme immer überall Juckreiz und Pusteln überall.

KAPITEL

18 Fall Julia Steinmüller

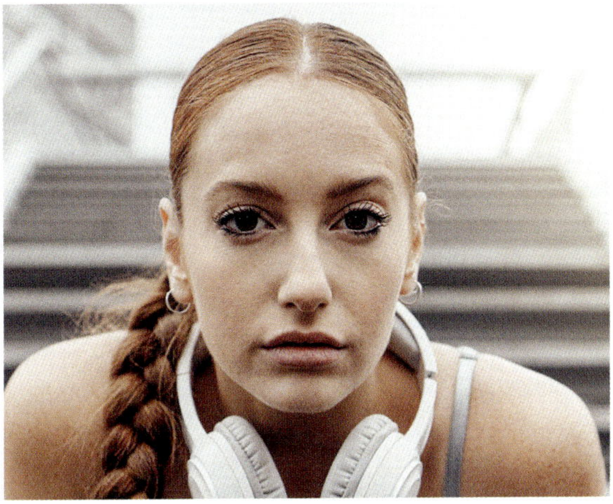

[J787-183]

18.1 Aufgabe

Rufen Sie über den QR-Code oder Link unten das Anamnesegespräch auf. Hören und notieren Sie die Informationen der Patientin im Anamnesebogen. Eine Vorlage des Anamnesebogens finden Sie im ➤ Anhang.

Wie lautet Ihre Verdachtsdiagnose? An welche Differenzialdiagnosen müssen Sie denken?

Welche Untersuchungen sind nötig und welche Ergebnisse der Untersuchungen erwarten Sie? Füllen Sie dazu auch den Anforderungsbogen (Vorlage im ➤ Anhang) aus.

Verfassen Sie abschließend einen Arztbrief.

www.elsevier.com/books-and-journals/book-companion/9783437213144

18.2 Lösung

Anamnesebogen

Allgemeine Daten

Geschlecht:	weiblich
Patientenname:	Julia **Steinmüller**
Geburtsdatum:	26.05.1988
Alter (Jahre):	37
Gewicht (kg):	61
Größe (cm):	171
Wohnort:	Heinrischstraße 12, 64283 Darmstadt
Hausarzt/-ärztin:	Dr. med. Sebastian Viehmann
Beruf:	Marketingberaterin
Familienstand:	ledig
Kinder:	keine

Aktuelle Anamnese

- in letzter Zeit nervös, kann nicht mehr richtig schlafen und schwitzt sehr viel
- Heißhunger und häufig Durchfall, hat 2 kg abgenommen, obwohl sie mehr als früher isst
- Herzrasen und Herzklopfen und Hervortreten des Augapfels

Vorerkrankungen und Operationen

- erhöhter Blutdruck
- Gallenblasenentfernung vor 5 Jahren

Familienanamnese

- Mutter: 67, gesund
- Vater: fast 70, leidet and Lungenkrebs
- Schwester: Schilddrüsenvergrößerung wegen Jodmangel

Gynäkologische Anamnese

- erste Monatsblutung mit 13
- letzte Monatsblutung am 15. des Vormonats

Vegetative Anamnese

Temperatur:	37,8 °C
Schlaf:	Probleme beim Ein- und Durchschlafen
Appetit:	stärkerer Appetit
Stuhlgang:	Durchfall
Miktio:	unauffällig

Psyche
Hat Angst wegen ihrer Beschwerden, weil sie denkt, dass sie Krebs hat.

Medikamente
Amlodipin 10 mg 0-1-0 gegen BHD

Genussmittel/Drogen
- raucht seit 10 Jahren nicht mehr
- früher 25 Zigaretten pro Woche
- 1–2 Gläser Wein jedes Wochenende
- Drogen: hat einmal vor 10 Jahren eine Pille auf einem Konzert genommen, aber sie weißt nicht, was es war

Allergien/Unverträglichkeiten
Heuschnupfen

Verdachtsdiagnose

Hyperthyreose

Differenzialdiagnose

- Schilddrüsenkarzinom
- Dickdarmkarzinom

Mit der Patientin besprochene Untersuchungen

- Schilddrüsenenzyme
- Schilddrüsen-Ultraschall

Anforderungen

Untersuchung - 1	Untersuchung - 2
☐ Röntgen-Thorax	☐ Röntgen-Thorax
☐ CT	☐ CT
☐ MRT	☐ MRT
☐ Endoskopie	☐ Endoskopie
☐ Sonografie	☒ Sonografie
☐ Gastroskopie	☐ Gastroskopie
☐ EEG	☐ EEG
☐ EKG	☐ EKG
☐ ERCP	☐ ERCP
☐ FNP	☐ FNP
☐ HNO	☐ HNO
☐ Koloskopie	☐ Koloskopie
☐ Bronchoskopie	☐ Bronchoskopie
☒ Labor	☐ Labor
☐ …	☐ …
☐ …	☐ …

Angeforderte Untersuchung

- *Untersuchung – 1*
  - Labor
- *Untersuchung – 2*
  - Sonografie

Klinische Angaben

- *Untersuchung – 1*
  - Nervosität, Schlafstörungen, Hyperhidrosis
- *Untersuchung – 2*
  - Heißhunger und häufiger Durchfall, Gewichtsverlust

Fragestellungen (Welche Ergebnisse erwarten wir von den Untersuchungen?)

- *Untersuchung – 1*
  - ↑ T_3 und T_4, ↓ TSH
- *Untersuchung – 2*
  - Knötchenbildung an den Schilddrüsen?

Diagnose

Hyperthyreose (Morbus Basedow)

Erklärung

Morbus Basedow ist eine Autoimmunkrankheit, bei der die TSH-Rezeptor-Antikörper stimuliert werden. Das bedeutet, es wird mehr T_3 und T_4 produziert. Die Überproduktion von Schilddrüsenenzymen (Hyperthyreose) führt zu Symptomen wie Schwitzen, Schlafstörungen, stärkerem Hunger und Durchfall. Typisch ist bei Morbus Basedow auch das Hervortreten der Augäpfel (Exophthalmus).

Arztbrief

Die Patientin kam notfallmäßig zu uns. Sie klagte über Ein- und Durchschlafprobleme, Nervosität und vermehrtes Schwitzen. Zudem habe sie ständigen Heißhunger habe. Sie habe häufig Durchfall und habe 2 kg abgenommen. Zusätzlich sagte sie, dass sie bemerkt habe, dass ihre Augen größer geworden seien.

18.3 Transkription Anamnesemonolog

Guten Tag, mein Name ist Frau Julia Steinmüller, ich bin am 26. Mai 1988 in Nassau geboren. Das bedeutet, ich bin 37 Jahre alt. Ich bin 171 cm groß und wiege 61 kg. Ich wohne in Darmstadt, Postleitzahl 6-4-2-8-3,auf der Heinrichstraße, ich buchstabiere: H-E-I-N-R-I-C-H-S-T-R-A-S-Z-E, Hausnummer 12. Mein Hausarzt ist Dr. med. Sebastian Viehmann. Ja, natürlich kann ich das auch buchstabieren: V-I-E-H-M-A-N-N.

Ich bin Marketingberaterin von Beruf. Ich bin ledig, weil ich nicht genug Zeit wegen meiner Arbeit habe, aber das stört mich nicht. Ich habe keine Kinder und ich will auch keine haben, deswegen habe ich keine Eile.

Ich bin in letzter Zeit immer nervös, mein Herz rast, klopft sehr laut und ich kann nicht gut schlafen. Ich habe Probleme beim Ein- und Durchschlafen. Dazu habe ich bemerkt, dass ich viel mehr als vorher schwitze. Ich habe ständig Heißhunger und gleichzeitig auch häufig Durchfall. Das finde ich sehr komisch. Wenigstens habe ich nicht zugenommen, obwohl ich viel mehr esse als sonst. Wissen Sie was, eigentlich wiege ich jetzt 2 kg weniger als früher. Und am komischsten finde ich, dass meine Augen größer geworden sind, sie fallen fast aus meinem Kopf raus. Ich leide an Bluthochdruck und nehme 10 mg Amlodipin täglich mittags dagegen. Vor 5 Jahren hatte ich eine Gallenblasenoperation, ich glaube sie haben die rausgenommen.

Meine Mutter ist gesund und ist 67, mein Vater leidet an Lungenkrebs, aber zum Glück ist er noch bei uns. Nächsten Monat wird er 70 sein. Meine Schwester hat eine Schilddrüsenvergrößerung wegen eines Jodmangels.

Meine erste Monatsblutung war, als ich 13 war, und die letzte Monatsblutung war am 15. des Vormonats.

Meine Temperatur ist 37,8. Wie ich schon gesagt habe, ich habe Probleme beim Einschlafen, genauso beim Durchschlafen. Mein Appetit hat sich verändert, jetzt esse ich fast doppelt so viel wie früher. Beim Pinkeln habe ich keine Probleme, aber ich muss wegen des Durchfalls ganz oft auf die Toilette gehen.

Ich bin mit meinem Leben ganz zufrieden, aber will nicht so jung sterben. Ich habe im Internet gelesen, dass diese Symptome, besonders mehr Appetit und Gewichtsabnahme, bei Krebs häufig sind.

Nein, ich rauche nicht mehr, seit mein Vater Lungenkrebs hat. Das war vor 10 Jahren und früher habe ich auch nicht viel geraucht, vielleicht ein Päckchen pro Woche. Ich trinke ein oder zwei Gläschen Wein jedes Wochenende, aber das finde ich ganz normal. Ich habe nur einmal Drogen genommen, vor 10 Jahren auf einem Konzert. Das war eine Pille, aber ich weiß nicht, was für eine Art von Drogen es war.

Ich habe Heuschnupfen, wenn es viele Pollen gibt.

KAPITEL

19 Fall Friedrich Heilmann

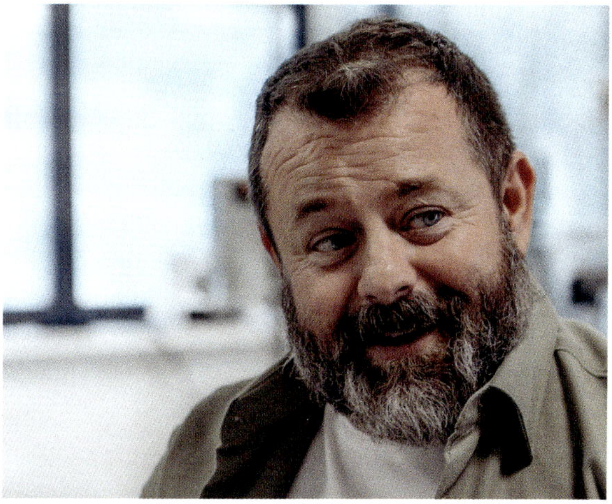

[J787-260]

19.1 Aufgabe

Rufen Sie über den QR-Code oder Link unten das Anamnesegespräch auf. Hören und notieren Sie die Informationen des Patienten im Anamnesebogen. Eine Vorlage des Anamnesebogens finden Sie im ➤ Anhang.

Wie lautet Ihre Verdachtsdiagnose? An welche Differenzialdiagnosen müssen Sie denken?

Welche Untersuchungen sind nötig und welche Ergebnisse der Untersuchungen erwarten Sie? Füllen Sie dazu auch den Anforderungsbogen (Vorlage im ➤ Anhang) aus.

Verfassen Sie abschließend einen Arztbrief.

www.elsevier.com/books-and-journals/book-companion/9783437213144

19.2 Lösung

Anamnesebogen

Allgemeine Daten

Geschlecht:	männlich
Patientenname:	Friedrich **Heilmann**
Geburtsdatum:	25.04.1968
Alter (Jahre):	57
Gewicht (kg):	89
Größe (cm):	178
Adresse:	Mainzer Straße 69, 55124 Gonsenheim
Hausarzt/-ärztin:	Dr. Mangel
Beruf:	Rentner, früher Busfahrer
Familienstand:	verwitwet
Kinder:	3 Töchter (30, 27, 25)

Aktuelle Anamnese

- Überweisung vom Hausarzt
- seit gestern Abend heftigste, drückende, gürtelförmige Oberbauchschmerzen mit Ausstrahlung in den Rückenbereich
- Übelkeit, Blähungen, Appetitlosigkeit und seit einer Woche Wechsel zwischen Verstopfung und Durchfall
- Seine Tochter hat gestern bei ihm gelbe Augen bemerkt.
- war gestern beim Hausarzt, dort EKG zum Ausschluss eines Herzinfarkts unauffällig
- kein Fieber, Erbrechen oder Luftnot

Vorerkrankungen und Operationen

- BHD seit 12 Jahren, keine medikamentöse Behandlung, nur Diät
- erhöhte Blutfettwerte, seit 14 Jahren, nur durch Diät behandelt
- Hausarzt hat Gewichtsreduktion empfohlen
- Humeruskopffraktur vor 6 Wochen, aufgrund eines Sturzes im alkoholisierten Zustand; Schulter-Totalendoprothese geplant

Familienanamnese

- Vater: mit 82 an Herzinfarkt gestorben, litt an Diabetes mellitus Typ 2
- Mutter: 76 Jahre alt, Bluthochdruck, Gallenblasenentfernung

Gynäkologische Anamnese

entfällt

Vegetative Anamnese

Temperatur:	kein Fieber
Schlaf:	Einschlafstörung
Appetit:	Appetitlosigkeit
Stuhlgang:	Wechsel zwischen Verstopfung und Durchfall, Blähungen
Miktio:	dunkler Urin

Psyche
Angst wegen dieser Beschwerden

Medikamente
keine

Genussmittel/Drogen
- Raucher seit 25 Jahren, 30 Zigaretten pro Tag
- 1 Liter Wein und/oder 2–3 Flaschen Bier täglich
- Drogenkonsum: Marihuana im Alter von 15–16 Jahren

Allergien/Unverträglichkeiten
- Jod
- Hausstaub
- Penicillin
- führt zu Hautausschlag

Verdachtsdiagnose

akute Pankreatitis

Differenzialdiagnose

- Cholezystitis
- Leberzirrhose
- Myokardinfarkt

Mit dem Patienten besprochene Untersuchungen

- körperliche Untersuchung
- Labor-Untersuchung
- Abdomen Sonografie
- CT Abdomen

Anforderungen

Untersuchung - 1	Untersuchung - 2
☐ Röntgen-Thorax	☐ Röntgen-Thorax
☐ CT	☐ CT
☐ MRT	☐ MRT
☐ Endoskopie	☐ Endoskopie
☐ Sonografie	☒ Sonografie
☐ Gastroskopie	☐ Gastroskopie
☐ EEG	☐ EEG
☐ EKG	☐ EKG
☐ ERCP	☐ ERCP
☐ FNP	☐ FNP
☐ HNO	☐ HNO
☐ Koloskopie	☐ Koloskopie
☐ Bronchoskopie	☐ Bronchoskopie
☒ Labor	☐ Labor
☐ …	☐ …
☐ …	☐ …

Angeforderte Untersuchung

- *Untersuchung – 1*
  - Blutabnahme
- *Untersuchung – 2*
  - Sonografie Abdomen

Klinische Angaben

- *Untersuchung – 1*
  - gelbe Augen
- *Untersuchung – 2*
  - seit gestern gürtelförmige Oberbauchschmerzen mit Ausstrahlung in den Rückenbereich

Fragestellungen (Welche Ergebnisse erwarten wir von den Untersuchungen?)

- *Untersuchung – 1*
  - Pankreasenzyme? (Amylase, Lipase)
  - Bilirubin?
- *Untersuchung – 2*
  - Ödematöse Organveränderung des Pankreas?
  - freie Flüssigkeit?

Diagnose

akute Pankreatitis

Erklärung

Die akute Pankreatitis ist eine diffuse Entzündung des Pankreas; meist sind Personen zwischen dem 20. und 40. Lebensjahr betroffen. Die häufigsten Ursachen sind Gallengangerkrankungen (45 %) und Alkoholabusus (35 %). Die typischen Zeichen sind gürtelförmige Oberbauchschmerzen, Übelkeit, Erbrechen und Meteorismus. Bei Beteiligung des Gallengangsystems ist auch ein Ikterus möglich. Körperliche Untersuchung und Laborwerte sind die Basis der Diagnostik, und zur Verifizierung können Sonografie und CT des Abdomens wertvolle Hinweise geben.

Arztbrief

Der Patient kam per Überweisung vom Hausarzt zu uns, wegen seit gestern Abend heftigster, drückender, gürtelförmiger Abdominalschmerzen mit Ausstrahlung im Rückenbereich. Außerdem klagte er über Nausea, Meteorismus, Inappetenz und seit 1 Woche Wechsel zwischen Obstipation und Diarrhoe. Seine Tochter habe gestern bei ihm einen Ikterus bemerkt. Der Patient sei gestern beim Hausarzt gewesen, der ein EKG durchgeführt habe, um einen Myokardinfarkt auszuschließen. Nach einem unauffälligen Befund sei der Patient zu uns geschickt worden. Die Fragen nach Pyrexie, Emesis und Dyspnoe wurden verneint.

19.3 Transkription Anamnesemonolog

Guten Tag, mein Name ist Friedrich Heilmann, ich buchstabiere: F-R-I-E-D-R-I-C-H H-E-I-L-M-A-N-N. Ich bin 57 Jahre alt und bin am 25.04.1968 geboren. Ich wiege 89 Kilogramm und bin 1 Meter 78 Zentimeter groß. Ich wohne in der Mainzer Straße 69, in Gonsenheim, 55124, und mein Hausarzt ist Herr Dr. Mangel, ich buchstabiere: M-A-N-G-E-L. Ich bin seit einem Jahr Rentner, früher war ich Busfahrer. Ich bin seit 3 Jahren verwitwet und habe 3 Töchter: Marie, die 30 ist, Sophie, die 27 ist, und Emma, die 25 Jahre alt ist.

Mein Hausarzt hat mich heute zu Ihnen überwiesen, weil ich seit gestern Abend heftigen und drückenden Schmerz in meinem Oberbauch habe. Die Schmerzen strahlen in meinen Rückenbereich und nach hinten aus, wie ein Gürtel. Ich fühle mich ganz übel, aufgebläht, habe keinen Hunger und seit einer Woche leide ich am Wechseln zwischen Verstopfung und Durchfall. Gestern, als eine meiner Töchter mich besucht hat, hat sie bemerkt, dass meine Augen gelblich geworden sind. Deswegen bin ich zu meinem Hausarzt gegangen, der ein EKG gemacht hat, um einen Herzinfarkt auszuschließen. Er hat nichts gefunden und mich zu Ihnen geschickt. Er hat mich auch gefragt, ob ich Fieber oder Luftnot gehabt habe und ob ich erbrochen habe. Das hatte ich alles nicht.

Ich leide an diesem Bluthochdruck seit 12 Jahren, aber dagegen nehme ich keine Medikamente und mache nur Diät, um es zu kontrollieren. Ebenso gegen die erhöhten Blutfettwerte, an denen ich seit 14 Jahren leide. Eigentlich hat mein Hausarzt mir einfach empfohlen, mein Gewicht zu reduzieren. Vor 6 Wochen war ich ein bisschen betrunken, bin auf der Straße gestürzt und habe mir meinen Arm gebrochen, eine Humeruskopffraktur. Damals haben die Ärzte mir gesagt, dass eine Schulterprothese implantiert werden müsse.

Mein Vater ist mit 82 an einem Herzinfarkt gestorben. Er litt lange Zeit an Alterszuckerkrankheit. Meine Mutter lebt noch, mit 76, sie leidet an Bluthochdruck und hat ihre Gallenblase irgendwann entfernt bekommen.

Der Pfleger hat meine Temperatur gemessen und er sagte, dass ich kein Fieber habe. Ich habe sehr oft Probleme beim Einschlafen. Wie gesagt, habe ich kaum Hunger, leide an diesem Wechsel zwischen Verstopfung und Durchfall und fühle mich aufgebläht. Beim Pinkeln habe ich bemerkt, dass mein Urin dunkler geworden ist.

Ehrlich gesagt, habe ich Angst wegen dieser Beschwerden.

Ich nehme keine Tabletten.

Ich rauche 30 Zigaretten pro Tag, seit 25 Jahren, und ich trinke einen Liter Wein und/oder 2–3 Flaschen Bier täglich. Zwischen 15 und 16 habe ich Marihuana geraucht.

Ich bin allergisch gegen Jod, Hausstaub und Penicillin. Ich bekomme immer überall Hautausschlag.

KAPITEL

20 Fall Klaus Wagner

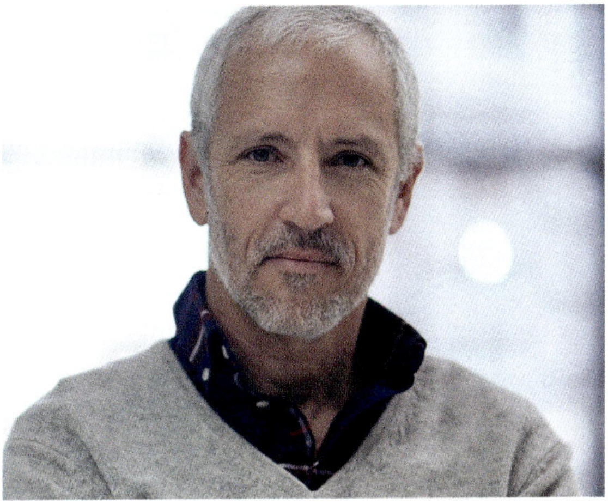

[J787-183]

20.1 Aufgabe

Rufen Sie über den QR-Code oder Link unten das Anamnesegespräch auf. Hören und notieren Sie die Informationen des Patienten im Anamnesebogen. Eine Vorlage des Anamnesebogens finden Sie im ➤ Anhang.

Wie lautet Ihre Verdachtsdiagnose? An welche Differenzialdiagnosen müssen Sie denken?

Welche Untersuchungen sind nötig und welche Ergebnisse der Untersuchungen erwarten Sie? Füllen Sie dazu auch den Anforderungsbogen (Vorlage im ➤ Anhang) aus.

Verfassen Sie abschließend einen Arztbrief.

www.elsevier.com/books-and-journals/book-companion/9783437213144

20.2 Lösung

Anamnesebogen

Allgemeine Daten

Geschlecht:	männlich
Patientenname:	Klaus **Wagner**
Geburtsdatum:	16.05.1972
Alter (Jahre):	53
Gewicht (kg):	90
Größe (cm):	175
Adresse:	Im Vogelsang 26, 56343 Koblenz
Hausarzt/-ärztin:	Dr. Anton Becker
Beruf:	Dachdecker
Familienstand:	verheiratet
Kinder:	2 Kinder (2 Söhne – 20, 23)

Aktuelle Anamnese

- vergangene Nacht gegen 2.30 Uhr aufgewacht wegen heftiger Schweißausbrüche und leichtem Druckgefühl in der Brust, Atemnot
- Druckgefühl sei zunächst wieder vollständig weggegangen, im Laufe des Vormittags aber immer wieder aufgetreten
- Blutdruck 170/110
- während der Anamnese Verschlechterung des Zustands, sehr starke Schmerzen in der Brust, kalter Schweiß, Blutdruck steigt auf 210/110

Vorerkrankungen und Operationen

- Diabetes mellitus seit ca. 3 Jahren
- arterielle Hypertonie
- keine Operationen

Familienanamnese

- Vater: mit 75 an Herzinfarkt gestorben
- Mutter: 70, gesund

Gynäkologische Anamnese

entfällt

Vegetative Anamnese

Temperatur:	36,5 °C
Schlaf:	gut
Appetit:	gut
Stuhlgang:	unauffällig
Miktio:	unauffällig

Psyche
unauffällig

Medikamente
- Metformin 500 mg, zweimal tgl.
- Micardis 40 mg, 1-0-0

Genussmittel/Drogen
- 15–20 Zigaretten pro Tag, seit 10 Jahren
- gelegentlich ein Glas Bier oder Wein am Wochenende
- keine Drogen

Allergien/Unverträglichkeiten
Heuschnupfen mit Tränen und Jucken der Augen

Verdachtsdiagnose

akutes Koronarsyndrom

Differenzialdiagnose

- Myokarditis
- Lungenembolie
- Pneumothorax

Mit dem Patienten besprochene Untersuchungen

- EKG
- Labordiagnostik
- Röntgen-Thorax
- körperliche Untersuchung

Anforderungen

Untersuchung - 1	Untersuchung - 2
☒ Röntgen-Thorax	☐ Röntgen-Thorax
☐ CT	☐ CT
☐ MRT	☐ MRT
☐ Endoskopie	☐ Endoskopie
☐ Sonografie	☐ Sonografie
☐ Gastroskopie	☐ Gastroskopie
☐ EEG	☐ EEG
☒ EKG	☐ EKG Ruhe/Belastung
☐ ERCP	☐ ERCP
☐ FNP	☐ FNP
☐ HNO	☐ HNO
☐ Koloskopie	☐ Koloskopie
☐ Bronchoskopie	☐ Bronchoskopie
☐ Labor	☒ Labor
☐ …	☐ …
☐ …	☐ …

Angeforderte Untersuchung

- *Untersuchung – 1*
  - EKG, Röntgen-Thorax
- *Untersuchung – 2*
  - Labordiagnostik

Klinische Angaben

- *Untersuchung – 1*
  - Druckgefühl in der Brust
- *Untersuchung – 2*
  - Schweißausbrüche, Schmerzen

Fragestellungen (Welche Ergebnisse erwarten wir von den Untersuchungen?)

- *Untersuchung – 1*
  - ST-Hebungsinfarkt
  - Nicht ST-Hebungsinfarkt
- *Untersuchung – 2*
  - Troponin, CK-MB, LDH

Diagnose

akutes Koronarsyndrom (umfasst instabile Angina pectoris, Myokardinfarkt mit und ohne ST-Hebung)

Erklärung

Begründung: länger anhaltender Thoraxschmerz, viele Risikofaktoren (männliches Geschlecht, Alter des Patienten, Diabetes mellitus, Nikotinabusus, arterielle Hypertonie)

Arztbrief

Der Patient berichtete, dass er in der vergangenen Nacht gegen 2.30 Uhr mit einem heftigen Schweißausbruch und einem leichten Druckgefühl in der Brust erwacht sei. Das Druckgefühl sei zunächst wieder verschwunden, im Laufe des Tages aber wieder aufgetreten.

Während der Anamnese verschlechterte sich der Zustand des Patienten. Er wirkte sehr schmerzgeplagt, war kaltschweißig und der Blutdruck stieg auf 210/110 mmHg.

20.3 Transkription Anamnesemonolog

Ich bin der Klaus Wagner, geboren am 16. Mai 1972, das macht mich jetzt 53 Jahre alt. Bin 175 Zentimeter groß und wiege 90 Kilo. Wohne Im Vogelsang (V-O-G-E-L-S-A-N-G) 26 in 56343 Koblenz. Mein Hausarzt ist der Herr Dr. Anton Becker. Beruflich bin ich Dachdecker. Bin verheiratet und hab 2 Söhne, 20 und 23 Jahre alt.

Aber gestern Nacht, so gegen 2.30 Uhr, bin ich aufgewacht, wegen heftiger Schweißausbrüche und so einem leichten Druck in der Brust. Konnte kaum atmen, fühlte mich voll, als ob mir die Luft ausgeht. Aber dann war alles ok, diese Beschwerden waren weg.

Heute Vormittag ging es wieder los, das Druckgefühl in der Brust kam öfters im Laufe des Tages und ich habe meinen Blutdruck gemessen. Der war bei 170/110, Mann! Das ist zu hoch, das weiß ich.

Und jetzt gerade, während Sie mich untersuchen, fühl ich mich richtig beschissen. Habe so heftige Schmerzen, genau da, wo Sie gerade hingehört haben in der Brust. Und mir ist kalt und ich bin voll verschwitzt.

Ach ja, ich bin auch Diabetiker, seit so 3 Jahren. Nehme Metformin 500 mg zweimal täglich. Mein Blutdruck ist auch hoch, nehme Micardis 40 mg einmal morgens, das hilft mir dagegen.

Mein Vater ist mit 75 Jahren an einem Herzinfarkt gestorben und meine Mutter ist schon 70, aber die ist zum Glück noch gesund.

Die Schwester hat mir die Temperatur gemessen, war bei 36,5. Schlafe eigentlich ganz gut und esse auch ordentlich. Geh jeden Morgen aufs Klo, alles in Ordnung da.

Aber ich rauche schon seit so 10 Jahren, so 15–20 Zigaretten am Tag, und trink auch ab und zu mal ein Bier oder ein Glas Wein am Wochenende. Aber keine Drogen, so einen Quatsch mach ich nicht.

Ach ja, ich hab auch Heuschnupfen, Mann. Immer diese roten Augen, die tränen und jucken die ganze Zeit.

Während der Anamnese verschlechtert sich der Zustand von Herrn Wagner plötzlich. Er hat sehr starke Schmerzen in der Brust, kalte Schweißausbrüche und der Blutdruck steigt auf 210/110.

II Übungen zu Fachbegriffen

KAPITEL

21 Übung und Lösung

21.1 Übung

Fachbegriff	Umgangssprache
Absorption	
Hypothenar	
Angiospasmus	
Respiration	
Chirotherapie	
Facies	
Cholestase	
verus	
Disaccharid	
Insolation	
Spermaturie	
Elevation	
Prävalenz	
Regio suralis	
Cortex glandulae suprarenalis	
aseptisch	
Fenestra	
Brachymenorrhoe	
latent	

Umgangssprache	Fachbegriff
Schielen	
Ursprung	
reduzierte Wachheit	
Zahn	
Wochenbett	
operative Eröffnung der Bauchhöhle	
letzte Monatsblutung	
Antipilzmittel	
Durchmesser	
Traubenzucker	
Hüfte	
schleimig & eitrig	
vermehrte Schweißbildung	
Vergrößerung der Zunge	
Medikament für Zuckerkrankheit	
Kreislaufmittel	
Schluckauf	
Hirnanhangsdrüse	
Verschluss	

21.2 Lösung

Fachbegriff	Umgangssprache
Absorption	Nährstoffaufnahme/Aufnahme (von Substanzen)
Hypothenar	Kleinfingerballen
Angiospasmus	Gefäßkrampf
Respiration	Atmung
Chirotherapie	manuelle Therapie
Facies	Gesicht
Cholestase	Gallenstau
verus	wahr
Disaccharid	Zweifachzucker
Insolation	Sonnenstich
Spermaturie	Spermien im Urin
Elevation	Anhebung
Prävalenz	Krankheitshäufigkeit
Regio suralis	Wadenregion
Cortex glandulae suprarenalis	Nebennierenrinde
aseptisch	keimfrei
Fenestra	Fenster
Brachymenorrhoe	verkürzte Monatsblutung
latent	symptomlos verlaufend

Umgangssprache	Fachbegriff
Schielen	Strabismus
Ursprung	Origo
reduzierte Wachheit	Benommenheit
Zahn	Dens
Wochenbett	Puerperium
operative Eröffnung der Bauchhöhle	Laparotomie
letzte Monatsblutung	Menopause
Antipilzmittel	Antimykotikum
Durchmesser	Diameter
Traubenzucker	Glucose
Hüfte	Coxa
schleimig & eitrig	mukopurulent
vermehrte Schweißbildung	Hyperhidrose
Vergrößerung der Zunge	Makroglossie
Medikament für Zuckerkrankheit	Insulin
Kreislaufmittel	Antihypotonika
Schluckauf	Singultus
Hirnanhangsdrüse	Hypophyse
Verschluss	Obstruktion

KAPITEL

22 Übung und Lösung

22.1 Übung

Fachbegriff	Umgangssprache
Kondylus, Kondyle	
Gastroparese	
Mukosa	
Mammakarzinom	
Nephrologe	
Regio iliaca	
Articulatio talocruralis	
Processus mastoideus/Processus	
Invagination, Intussuszeption	
Arthrektomie	
Morbus Crohn, Colitis ulcerosa	
Reflux	
depressiv, deprimiert	
Antiemetikum (Antiemetika)	
Dermatitis solaris	
Ablatio placentae	
Dermatitis	
Präputium	
allergische Rhinitis, Pollinose	
Medius, Digitus manus III	

Umgangssprache	Fachbegriff
Muskelerkrankung	
Nacken	
Klumpfuß	
After, Darmausgang	
Hüftgelenkverschleiß	
Teilnahmslosigkeit	
Kahnbein	
Verschmutzung, Verunreinigung	
Vorbeugung, Verhütung/vorbeugend	
Schläfenregion, Schläfe	
gerade	
roter Blutfarbstoff	
ungewollter Harnabgang bei starkem Harndrang	
Auswurf	
Stirnregion/Stirn	
Vorsteherdrüsenentzündung	
bösartige Hodengeschwulst	
Entfernung des scheibenförmigen Kniegelenkknorpels	
Bluterbrechen, Kaffeesatzerbrechen	
Lymphknotenentzündung/Lymphgefäßentzündung	

22.2 Lösung

Fachbegriff	Umgangssprache
Kondylus, Kondyle	Gelenkkopf
Gastroparese	Magenlähmung, Magenatonie
Mukosa	Schleimhaut
Mammakarzinom	Brustkrebs
Nephrologe	Facharzt für Nierenerkrankungen
Regio iliaca	Unterbauch
Articulatio talocruralis	oberes Sprunggelenk
Processus mastoideus/Processus	Warzenfortsatz (des Schläfenbeins)/Fortsatz
Invagination, Intussuszeption	Darmeinstülpung
Arthrektomie	Gelenkentfernung
Morbus Crohn, Colitis ulcerosa	chronisch entzündliche Darmerkrankung (CED)
Reflux	Rückfluss
depressiv, deprimiert	niedergeschlagen
Antiemetikum (Antiemetika)	Mittel gegen Übelkeit und Erbrechen
Dermatitis solaris	Sonnenbrand
Ablatio placentae	vorzeitige Ablösung des Mutterkuchens
Dermatitis	Hautentzündung
Präputium	Vorhaut
allergische Rhinitis, Pollinose	Heuschnupfen
Medius, Digitus manus III	Mittelfinger

Umgangssprache	Fachbegriff
Muskelerkrankung	Myopathie
Nacken	Nucha
Klumpfuß	Pes equinovarus
After, Darmausgang	Anus
Hüftgelenkverschleiß	Coxarthrose
Teilnahmslosigkeit	Apathie
Kahnbein	Os scaphoideum
Verschmutzung, Verunreinigung	Kontamination
Vorbeugung, Verhütung/vorbeugend	Prophylaxe, Prävention/prophylaktisch
Schläfenregion, Schläfe	Regio temporalis
gerade	rectus
roter Blutfarbstoff	Hämoglobin
ungewollter Harnabgang bei starkem Harndrang	Urgeinkontinenz
Auswurf	Expektorat, Sputum
Stirnregion/Stirn	Regio frontalis/Frons
Vorsteherdrüsenentzündung	Prostatitis
bösartige Hodengeschwulst	Seminom
Entfernung des scheibenförmigen Kniegelenkknorpels	Meniskektomie
Bluterbrechen, Kaffeesatzerbrechen	Hämatemesis
Lymphknotenentzündung/Lymphgefäßentzündung	Lymphadenitis/Lymphangiitis

KAPITEL

23 Übung und Lösung

23.1 Übung

Fachbegriff	Umgangssprache
Anästhesie	
Nephrektomie	
Pankreatitis	
Squama	
Atherom	
Axilla	
Maxilla	
Crus	
Trauma	
Periost	
Amnesie	
Mydriasis	
Aorta	
Anämie	
Stridor	
Vulvitis	
Abrasio uteri	
Sella	
Urethritis	
Febris	

Umgangssprache	Fachbegriff
Vergiftung	
Schenkelbruch	
Nierenbecken	
Leberkrankheit	
Wochenbettfieber	
Grippe	
Einatmung	
Tränendrüse	
Muskelschwund	
Oberschenkelhals	
Hand	
Demenz	
Gesichtslähmung	
Auge	
Herzscheidewand	
rotes Blutkörperchen	
Kehldeckel	
Husten	
Schwangerschaft	
Spülung	

23.2 Lösung

Fachbegriff	Umgangssprache
Anästhesie	Betäubung
Nephrektomie	Nierenentfernung
Pankreatitis	Bauchspeicheldrüsenentzündung
Squama	Schuppe, Hautschuppung
Atherom	Grützbeutel
Axilla	Achselhöhle
Maxilla	Oberkiefer
Crus	Unterschenkel
Trauma	Verletzung
Periost	Knochenhaut
Amnesie	Gedächtnisverlust
Mydriasis	Pupillenerweiterung
Neoplasie	Neubildung
Anämie	Blutarmut
Stridor	Staublunge
Vulvitis	Entzündung der äußeren weiblichen Geschlechtsorgane
Abrasio uteri	Ausschabung
Sella	Sattel
Urethritis	Harnröhrenentzündung
Febris	Fieber

Umgangssprache	Fachbegriff
Blutvergiftung	Sepsis
Schädel	Cranium
Nierenbecken	Pyelon, Pelvis renalis
Leberkrankheit	Hepatopathie
Wochenbettfieber	Puerperalfieber
Harnblase	Vesica urinaria
Einatmung	Inspiration
Tränendrüse	Glandula lacrimalis
Muskelschwund	Muskelatrophie
Oberschenkelhals	Collum femoris
Hand	Manus
Oberarm	Brachium
Gesichtslähmung	Fazialisparese
Auge	Oculus, Ophthalmos
Gelenkspiegelung	Arthroskopie
rotes Blutkörperchen	Erythrozyt(en)
Kehldeckel	Epiglottis
Husten	Tussis
Schwangerschaft	Gravidität, Gestatio
Spülung	Lavage

KAPITEL

24 Übung und Lösung

24.1 Übung

Fachbegriff	Umgangssprache
Myringitis	
Myalgie	
Sphinkter	
Frons	
Nervus spinalis	
Agnosie	
Dysphakie	
Endokarditis	
Musculus masseter	
Dura mater	
Iritis	
Miosis	
Kardiologie	
Sputum	
Ovaritis	
Gastroskopie	
Alopezie	
Ikterus	
Pronation	
Gonorrhoe	

Umgangssprache	Fachbegriff
Lepra	
Rücken	
Unterkiefer	
Ellenbogenspitze	
X-Bein	
Großhirn	
Riechnerv	
Stimmstörung, Heiserkeit	
Blutplättchen	
Rachen	
Luftröhrenspiegelung	
Atemnot	
Übelkeit	
Nierenbecken	
Blut im Harn	
Spender	
Bestrahlung	
Entzündung	
zufällig	
Rippe(n)	

24.2 Lösung

Fachbegriff	Umgangssprache
Myringitis	Trommelfellentzündung
Myalgie	Muskelschmerzen
Sphinkter	Schließmuskel, Ringmuskel
Frons	Stirn
Nervus spinalis	Spinalnerv
Agnosie	Störung des Erkennens
Dysphakie	Fehllage der Augenlinse
Endokarditis	Herzinnenhautentzündung
Musculus masseter	Kaumuskel
Dura mater	harte Hirnhaut
Iritis	Regenbogenhautentzündung
Miosis	Pupillenverengung
Kardiologie	Lehre vom Herzen
Sputum	Auswurf
Ovaritis	Eierstockentzündung
Gastroskopie	Magenspiegelung
Alopezie	Haarausfall
Ikterus	Gelbsucht
Pronation	Einwärtsdrehung
Gonorrhoe	Tripper

Umgangssprache	Fachbegriff
Lepra	Morbus Hansen
Rücken	Dorsum
Unterkiefer	Mandibula
Ellenbogenspitze	Olekranon
X-Bein	Genu valgum
Großhirn	Cerebrum
Riechnerv	Nervus olfactorius
Stimmstörung, Heiserkeit	Dysphonie
Blutplättchen	Thrombozyt(en)
Rachen	Pharynx
Luftröhrenspiegelung	Tracheoskopie
Atemnot	Dyspnoe
Übelkeit	Nausea
Nierenbecken	Pyelon, Pelvis renalis
Blut im Harn	Hämaturie
Spender	Donor
Bestrahlung	Radiatio
Herzvorhof	Atrium
zufällig	accidens, akzidentiell
Rippe(n)	Costa(e)

KAPITEL

25 Übung und Lösung

25.1 Übung

Fachbegriff	Umgangssprache
Rhonchopathie	
Thyreoidektomie	
Diaphyse	
Calcaneus	
Tachykardie	
Hallux valgus	
Adenotomie/Adenotonsillektomie	
Fazialisparese	
Präeklampsie	
Pes calcaneus	
degenerativ/Degeneration	
Tussis	
Dysphonie	
Rektum, Proktos	
Canalis inguinalis	
Emphysem	
Mastektomie, Ablatio mammae	
Koitus	
Absorption, Resorption	
Hypothenar	

Umgangssprache	Fachbegriff
lang/kurz	
Herzrhythmusstörung	
Ohrenarzt	
Wurzelneuritis	
Sehnervenkreuzung	
Adamsapfel	
Brustwarze(n)/Brustwarzenentzündung	
Vorfall	
Schnupfen, Nasenschleimhautentzündung	
Einstechen mit Hohlnadel	
Samenerguss	
tödlich	
dünnes Seil, Strang	
Speichelfluss	
Schielen	
Ursprung, Muskelursprung/Ansatz, Muskelansatz	
reduzierte Wachheit	
Zahn	
Wochenbett	
operative Eröffnung der Bauchhöhle	

25.2 Lösung

Fachbegriff	Umgangssprache
Rhonchopathie	Schnarchen
Thyreoidektomie	Schilddrüsenentfernung
Diaphyse	Knochenschaft eines Röhrenknochens
Calcaneus	Ferse, Hacke
Tachykardie	Herzrasen
Hallux valgus	Großzehenabweichung nach außen
Adenotomie/Adenotonsillektomie	Rachenmandelentfernung/Rachenmandel- und Gaumenmandelentfernung
Fazialisparese	Gesichtslähmung
Präeklampsie	Schwangerschaftsvergiftung
Pes calcaneus	Hackenfuß
degenerativ/Degeneration	zurückbildend, abbauend/Verschleiß
Tussis	Husten
Dysphonie	Stimmstörung, Heiserkeit
Rektum, Proktos	Mastdarm
Canalis inguinalis	Leistenkanal
Emphysem	Lungenaufblähung
Mastektomie, Ablatio mammae	Brustentfernung, Brustamputation
Koitus	Geschlechtsverkehr
Absorption, Resorption	Nährstoffaufnahme
Hypothenar	Kleinfingerballen

Umgangssprache	Fachbegriff
lang/kurz	longus/brevis
Herzrhythmusstörung	Arrhythmie
Ohrenarzt	Otologe
Wurzelneuritis	Radikulitis
Sehnervenkreuzung	Chiasma opticum
Adamsapfel	Prominentia laryngea
Brustwarze(n)/Brustwarzenentzündung	Mamille(n), Papilla mammae/Thelitis
Vorfall	Prolaps
Schnupfen, Nasenschleimhautentzündung	Rhinitis
Einstechen mit Hohlnadel	Punktion
Samenerguss	Ejakulation
tödlich	letal
dünnes Seil, Strang	Funiculus
Speichelfluss	Salivation
Schielen	Strabismus
Ursprung, Muskelursprung/Ansatz, Muskelansatz	Origo/Insertio
reduzierte Wachheit	Benommenheit
Zahn	Dens
Wochenbett	Puerperium
operative Eröffnung der Bauchhöhle	Laparotomie

KAPITEL

26 Übung und Lösung

26.1 Übung

Fachbegriff	Umgangssprache
verus	
Disaccharid	
Heliosis, Insolation	
Spermaturie	
Elevation/elevare	
Inzidenz/Prävalenz	
Sura/Regio suralis	
Cortex glandulae suprarenalis	
steril, infertil/steril, aseptisch	
Fenestra ovalis, vestibuli/Fenestra	
Brachymenorrhoe	
latent	
benigne/maligne	
Mamille(n), Papilla mammae/ Thelitis	
Inkarzeration/inkarzeriert	
Adrenalektomie	
Stomatitis	
Lordose	
Vena jugularis externa	
Relaxans (Relaxanzien)	

Umgangssprache	Fachbegriff
Hüfte, Hüftregion	
schleimig & eitrig	
fehlende/verminderte/vermehrte Schweißbildung	
Vergrößerung der Zunge	
Medikament für Zuckerkrankheit	
Kreislaufmittel	
Schluckauf	
Hirnanhangsdrüse	
Verschluss	
(vorderer, hinterer, lateraler) Bogengang (Bogengänge)	
Hautentzündung	
äußerlich, von außen	
weicher Gaumen/weich	
in die, in der Haut	
Hirnhautentzündung	
Hirn- und Rückenmarkshäute	
Riechverlust	
Gefäßhautentzündung	
anfallsartige Atemnot	
Röteln	

26.2 Lösung

Fachbegriff	Umgangssprache
verus	wahr/echt
Disaccharid	Zweifachzucker
Heliosis, Insolation	Sonnenstich, Hitzschlag
Spermaturie	Spermien im Urin
Elevation/elevare	Anhebung/anheben
Inzidenz/Prävalenz	Neuerkrankungsrate/Krankheitshäufigkeit
Sura/Regio suralis	Wade/Wadenregion
Cortex glandulae suprarenalis	Nebennierenrinde
steril, infertil/steril, aseptisch	unfruchtbar/keimfrei
Fenestra ovalis, vestibuli/Fenestra	ovales Fenster/Fenster
Brachymenorrhoe	verkürzte Monatsblutung (< 3 Tage)
latent	symptomlos verlaufend, verborgen
benigne/maligne	gutartig/bösartig
Mamille(n), Papilla mammae/Thelitis	Brustwarze(n)/Brustwarzenentzündung
Inkarzeration/inkarzeriert	Einklemmung einer Hernie/eingeklemmt
Adrenalektomie	Nebennierenentfernung
Stomatitis	Mundschleimhautentzündung
Lordose	Wirbelsäulenkrümmung nach vorne
Vena jugularis externa	äußere Drosselvene
Relaxans (Relaxanzien)	Entspannungsmittel

Umgangssprache	Fachbegriff
Hüfte, Hüftregion	Coxa
schleimig & eitrig	mukopurulent
fehlende/verminderte/vermehrte Schweißbildung	Anhidrose/Hypohidrose/Hyperhidrose
Vergrößerung der Zunge	Makroglossie
Medikament für Zuckerkrankheit	Insulin
Kreislaufmittel	Antihypotonika
Schluckauf	Singultus
Hirnanhangsdrüse	Glandula pituitaria, Hypophyse
Verschluss	Obstruktion
(vorderer, hinterer, lateraler) Bogengang (Bogengänge)	Ductus semicircularis (-es)
Hautentzündung	Dermatitis
äußerlich, von außen	extern
weicher Gaumen/weich	Palatum molle/mollis
in die, in der Haut	intrakutan
Hirnhautentzündung	Meningitis
Hirn- und Rückenmarkshäute	Meningen
Riechverlust	Anosmie
Gefäßhautentzündung	Uveitis
anfallsartige Atemnot	Asthma bronchiale
Röteln	Rubella, Rubeola

KAPITEL

27 Übung und Lösung

27.1 Übung

Fachbegriff	Umgangssprache
Articulatio cubiti	
Pelvis	
Os scaphoideum	
Talus	
Dislokation	
Konfusion	
Choroidea	
Perikarditis	
Erythrozyt	
Epiglottitis	
Ovaritis	
Membrana tympani	
Ulcus duodeni	
hepatotoxisch	
Skrotum	
Adhäsion	
konträr	
Pertussis	
Hämostyptikum	
akut	

Umgangssprache	Fachbegriff
Oberbauch	
Ferse	
Mittelhandknochen	
Gelenkkopf	
Zwischenhirn	
Gedächtnisverlust	
Augenhöhle	
Extraschlag	
roter Blutfarbstoff	
Luftröhrenast	
Gebärmutterhals	
Hörschnecke	
Rückfluss	
Gallensteinleiden	
Eichelentzündung	
lokaler Gewebetod	
Streckmuskel	
Gürtelrose	
Entzündungshemmer	
Flüssigkeit	

27.2 Lösung

Fachbegriff	Umgangssprache
Articulatio cubiti	Ellenbogengelenk
Pelvis	Becken
Os scaphoideum	Kahnbein
Talus	Sprungbein
Dislokation	Verlagerung
Konfusion	Verwirrung
Choroidea	Aderhaut des Auges
Perikarditis	Herzbeutelentzündung
Erythrozyt	rotes Blutkörperchen
Epiglottitis	Kehldeckelentzündung
Ovaritis	Eierstockentzündung
Membrana tympani	Trommelfell
Ulcus duodeni	Zwölffingerdarmgeschwür
hepatotoxisch	leberschädigend
Skrotum	Hodensack
Adhäsion	Verklebung
konträr	entgegengesetzt
Pertussis	Keuchhusten
Hämostyptikum	blutstillendes Mittel
akut	plötzlich auftretend

Umgangssprache	Fachbegriff
Oberbauch	Epigastrium
Ferse	Calcaneus
Mittelhandknochen	Ossa metacarpalia
Gelenkkopf	Kondylus
Zwischenhirn	Diencephalon
Gedächtnisverlust	Amnesie
Augenhöhle	Orbita
Extraschlag	Extrasystole
roter Blutfarbstoff	Hämoglobin
Luftröhrenast	Bronchus
Gebärmutterhals	Cervix uteri
Hörschnecke	Cochlea
Rückfluss	Reflux
Gallensteinleiden	Cholelithiasis
Eichelentzündung	Balanitis
lokaler Gewebetod	Nekrose
Streckmuskel	Extensor
Gürtelrose	Herpes zoster
Entzündungshemmer	Antiphlogistikum
Flüssigkeit	Humor

KAPITEL

28 Übung und Lösung

28.1 Übung

Fachbegriff	Umgangssprache
Natriumchlorid	
moribund	
Rubeola	
Agonie	
Incisura	
Nephros	
Struma	
Pruritus	
Peritonitis	
Hepar	
Gingivitis	
Meatus acusticus externus	
Sectio caesarea	
Tussis	
Tracheoskopie	
Hämorrhagie	
Ischämie	
Skotom	
Anästhesie	
Tentorium	

Umgangssprache	Fachbegriff
vollständig	
Milchzucker	
Pilzinfektion	
Unterschenkelgeschwür	
Vorhaut	
Harnleitererweiterung	
Bauchspeicheldrüsenentzündung	
Schuppenflechte	
Schließmuskel	
Zittern	
Mundschleimhautentzündung	
Steigbügel	
Zottenhaut	
Grippe	
Rachen	
Gefäßarzt	
Herzkranzschlagaderverkalkung	
Schwachsichtigkeit	
vollständige Halbseitenlähmung	
Nervenentzündung	

28.2 Lösung

Fachbegriff	Umgangssprache
Natriumchlorid	Kochsalz
moribund	sterbend
Rubeola	Röteln
Agonie	Todeskampf
Incisura	Einschnitt
Nephros	Niere
Struma	Kropf
Pruritus	Juckreiz
Peritonitis	Bauchfellentzündung
Hepar	Leber
Gingivitis	Zahnfleischentzündung
Meatus acusticus externus	äußerer Gehörgang
Sectio caesarea	Kaiserschnitt
Tussis	Husten
Tracheoskopie	Luftröhrenspiegelung
Hämorrhagie	Blutung
Ischämie	Minderdurchblutung
Skotom	Gesichtsfeldausfall
Anästhesie	Betäubung
Tentorium	Zelt

Umgangssprache	Fachbegriff
vollständig	completus
Milchzucker	Lactose
Pilzinfektion	Mykose
Unterschenkelgeschwür	Ulcus cruris
Vorhaut	Präputium
Harnleitererweiterung	Hydroureter
Bauchspeicheldrüsenentzündung	Pankreatitis
Schuppenflechte	Psoriasis vulgaris
Schließmuskel	Sphinkter
Zittern	Tremor
Mundschleimhautentzündung	Stomatitis
Steigbügel	Stapes
Zottenhaut	Chorion
Grippe	Influenza
Rachen	Pharynx
Gefäßarzt	Kardiologe
Herzkranzschlagaderverkalkung	Koronarsklerose
Schwachsichtigkeit	Amblyopie
vollständige Halbseitenlähmung	Hemiplegie
Nervenentzündung	Neuritis

KAPITEL

29 Übung und Lösung

29.1 Übung

Fachbegriff	Umgangssprache
Ödem	
Biopsie	
Urämie	
Verruca vulgaris	
intrakutan	
Enteritis	
Stomatitis	
Auris	
Hymen	
Sputum	
Hämatopoese	
vaskulär	
Ophthalmologie	
Saccus lacrimalis	
Fazialisparese	
Dyslexie	
Prodrom	
Plexus	
Meningitis	
Cerebrum	

Umgangssprache	Fachbegriff
Knochenhautentzündung	
Hexenschuss	
Falschgelenk	
Nabelentzündung	
Wirbelkanal	
Leistenband	
Knorpelentzündung	
Fersenbein	
Hüftgelenk	
Schambeinfuge	
Schulterblatt	
Unterkiefer	
Schädel	
Lappen	
Becken	
Grube	
Handrücken	
Brust	
Stirn	
Nacken	

29.2 Lösung

Fachbegriff	Umgangssprache
Ödem	Wassersucht
Biopsie	Gewebeentnahme
Urämie	Harnvergiftung
Verruca vulgaris	Hautwarze
intrakutan	unter die Haut
Enteritis	Dünndarmentzündung
Stomatitis	Mundschleimhautentzündung
Auris	Ohr
Hymen	Jungfernhaut
Sputum	Auswurf
Hämatopoese	Blutbildung
vaskulär	in Bezug auf Blutgefäße
Ophthalmologie	Augenheilkunde
Saccus lacrimalis	Tränensack
Fazialisparese	Gesichtslähmung
Dyslexie	Lesestörung
Prodrom	Vorzeichen
Plexus	Geflecht
Meningitis	Hirnhautentzündung
Cerebrum	Großhirn

Umgangssprache	Fachbegriff
Knochenhautentzündung	Periostitis
Hexenschuss	Lumbalgie
Falschgelenk	Pseudarthrose
Nabelentzündung	Omphalitis
Wirbelkanal	Canalis vertebralis
Leistenband	Ligamentum inguinale
Knorpelentzündung	Chondritis
Fersenbein	Calcaneus
Hüftgelenk	Articulatio coxae
Schambeinfuge	Symphysis pubica
Schulterblatt	Scapula
Unterkiefer	Mandibula
Schädel	Cranium
Lappen	Lobus
Becken	Pelvis
Grube	Fossa
Handrücken	Dorsum manus
Brust	Pectus
Stirn	Frons
Nacken	Nucha

KAPITEL

30 Übung und Lösung

30.1 Übung

Fachbegriff	Umgangssprache
Myom	
Arachnoidea mater	
Systole	
Plica	
Hepatitis	
Flatus	
Läsion	
Inkarzeration	
Dilution	
Dorsum pedis	
Skelett	
Anakusis	
Antidot	
Ulna	
Kapillare(n)	
Ileum	
Trauma	
Nervus vagus	
Cholestase	
Lumen	

Umgangssprache	Fachbegriff
Schilddrüse	
Nichtausbildung	
Lungenlappen	
Nasenhöhle	
Blutgefäßentzündung	
Einstechen mit Hohlnadel	
Schleimbeutel	
querer Dickdarm	
Nierenentfernung	
Restharn	
Hodensack	
Wundbrand	
Neubildung	
Totenstarre	
Hormonlehre	
Teerstuhl	
Zwerchfell	
Keilbein	
Fresszelle	
Treppe	

30.2 Lösung

Fachbegriff	Umgangssprache
Myom	gutartige Muskelgeschwulst
Arachnoidea mater	Spinnengewebshaut
Systole	Zusammenziehungsphase des Herzmuskels
Plica	Wulst
Hepatitis	Leberentzündung
Flatus	Wind
Läsion	Verletzung, Schädigung
Inkarzeration	Einklemmung einer Hernie
Dilution	Verdünnung
Dorsum pedis	Fußrücken
Skelett	Knochengerüst
Anakusis	Hörverlust, Gehörlosigkeit
Antidot	Gegenmittel
Ulna	Elle
Kapillare(n)	Haargefäß(e)
Ileum	Krummdarm
Trauma	Verletzung
Nervus vagus	Hirnnerv
Cholestase	Gallenstau
Lumen	Hohlraum

Umgangssprache	Fachbegriff
Schilddrüse	Glandula thyroidea
Nichtausbildung	Aplasie
Lungenlappen	Lobi pulmonis
Nasenhöhle	Cavum nasi
Blutgefäßentzündung	Vaskulitis
Einstechen mit Hohlnadel	Punktion
Schleimbeutel	Bursa synovialis
querer Dickdarm	Colon transversum
Nierenentfernung	Nephrektomie
Restharn	Residualharn
Hodensack	Skrotum
Wundbrand	Gangrän
Neubildung	Neoplasie
Totenstarre	Rigor mortis
Hormonlehre	Endokrinologie
Teerstuhl	Meläna
Zwerchfell	Diaphragma
Keilbein	Os sphenoidale
Fresszelle	Makrophage
Treppe	Scala

KAPITEL

31 Übung und Lösung

31.1 Übung

Fachbegriff	Umgangssprache
Ruptur	
Diplopie	
Ligatur	
Protein	
Sternutatio	
Menopause	
Ossicula auditiva	
Peritonitis	
Epidermis	
Phobie	
Pelvis	
Nervus	
Blepharitis	
Sudor	
Bronchitis	
Placenta praevia	
Anakusis	
Reflux	
Ductus	
Anabolismus	

Umgangssprache	Fachbegriff
Schamberg	
Schwanz	
querer Bauchmuskel	
Knickfuß	
Atemnot im Liegen	
Scheidenkrampf	
Wachkoma	
Lungenlappen	
Fußpilz	
Auswärtsdrehung	
Blutkrebs	
Schlagader	
Sehloch	
Nabel	
Lappen	
Rippenknorpel	
Gallertkern	
Geflecht	
Prellung	
eitrig	

31.2 Lösung

Fachbegriff	Umgangssprache
Ruptur	Zerreißung
Diplopie	Doppeltsehen
Ligatur	Unterbindung
Protein	Eiweiß
Sternutatio	Niesen
Menopause	letzte Monatsblutung
Ossicula auditiva	Gehörknöchelchen
Peritonitis	Bauchfell
Epidermis	Oberhaut
Phobie	krankhafte Angst
Pelvis	Becken
Nervus	Nerv
Blepharitis	Augenlidentzündung
Sudor	Schweiß
Bronchitis	Atemwegsentzündung
Placenta praevia	Fehllage des Mutterkuchens
Anakusis	Hörverlust
Reflux	Sodbrennen
Ductus	Gang
Anabolismus	Aufbaustoffwechsel

Umgangssprache	Fachbegriff
Schamberg	Mons pubis
Schwanz	Cauda
querer Bauchmuskel	Musculus transversus abdominis
Knickfuß	Pes valgus
Atemnot im Liegen	Orthopnoe
Scheidenkrampf	Vaginismus
Wachkoma	Coma vigile
Lungenlappen	Lobi pulmonis
Fußpilz	Tinea pedis
Auswärtsdrehung	Supination
Blutkrebs	Leukämie
Schlagader	Arterie
Sehloch	Pupille
Nabel	Umbilicus
Lappen	Lobus
Rippenknorpel	Cartilago costalis
Gallertkern	Nucleus pulposus
Geflecht	Plexus
Prellung	Contusio
eitrig	purulent

KAPITEL

32 Übung und Lösung

32.1 Übung

Fachbegriff	Umgangssprache
Pes equinovarus	
Enzephalitis	
Hordeolum	
Valva	
Larynxödem	
Sputum	
Fertilisation	
Vestibulum	
Pylorus	
Aerophagie	
Hämorrhoiden	
Diarrhoe	
Pruritus	
Saliva	
nephrotoxisch	
Varikozele	
Pronation	
Skabies	
Poliomyelitis	
moribund	

Umgangssprache	Fachbegriff
Knochenmarkentzündung	
Sehnerv	
Augenzittern	
Herzbeutel	
Stimmband	
Quarzstaublunge	
Fruchtblase	
Hammer	
Zungenbändchen	
Zittern	
Gekröse	
Glutenunverträglichkeit	
Wundrose	
Schilddrüsenüberfunktion	
Harnröhrenspiegelung	
Spalte	
Krankheitsursachen	
Fieber	
Tollwut	
Selbstmord	

32.2 Lösung

Fachbegriff	Umgangssprache
Pes equinovarus	Klumpfuß
Enzephalitis	Gehirnentzündung
Hordeolum	Gerstenkorn
Valva	Klappe
Larynxödem	Kehlkopfschwellung
Sputum	Auswurf
Fertilisation	Befruchtung
Vestibulum	Vorhof des Innenohrs
Pylorus	Magenpförtner
Aerophagie	Luftschlucken
Hämorrhoiden	Venenerweiterungen im Afterbereich
Diarrhoe	Durchfall
Pruritus	Juckreiz
Saliva	Speichel
nephrotoxisch	nierenschädigend
Varikozele	Krampfaderbruch
Pronation	Einwärtsdrehung
Skabies	Krätze
Poliomyelitis	Kinderlähmung
moribund	sterbend

Umgangssprache	Fachbegriff
Knochenmarkentzündung	Osteomyelitis
Sehnerv	Nervus opticus
Augenzittern	Nystagmus
Herzbeutel	Perikard
Stimmband	Ligamentum vocale
Quarzstaublunge	Silikose
Fruchtblase	Amnion
Hammer	Malleus
Zungenbändchen	Frenulum linguae
Zittern	Tremor
Gekröse	Mesenterium
Glutenunverträglichkeit	Zöliakie
Wundrose	Erysipel
Schilddrüsenüberfunktion	Hyperthyreose
Harnröhrenspiegelung	Urethroskopie
Spalte	Hiatus
Krankheitsursachen	ätiologisch
Fieber	Pyrexie
Tollwut	Rabies
Selbstmord	Suizid

KAPITEL

33 Übung und Lösung

33.1 Übung

Fachbegriff	Umgangssprache
Pectus	
Manus	
Os parietale	
Caput humeri	
Coxitis	
Chondritis	
Isthmus	
Kyphose	
Periost	
Pia mater	
Dysphonie	
Mydriasis	
Amblyopie	
Perikarditis	
Phlebotomie	
Angina pectoris	
Hämorrhagie	
Apnoe	
Adnektomie	
Interruptio	

Umgangssprache	Fachbegriff
Wechseljahre der Frau	
Ohr	
Hammer	
Gaumenmandel	
Luftschlucken	
Mastdarmentzündung	
Bauchfell	
Durchfall	
Haut	
Hautärztin	
Bauchspeicheldrüse	
häufiges Wasserlassen	
Eichelentzündung	
entgegengesetzt	
Streckung	
Krätze	
wahr, echt	
Kochsalz	
nach der Nahrungsaufnahme	
äußerlich, von außen	

33.2 Lösung

Fachbegriff	Umgangssprache
Pectus	Brust
Manus	Hand
Os parietale	Scheitelbein
Caput humeri	Oberarmknochenkopf
Coxitis	Hüftgelenkentzündung
Chondritis	Knorpelentzündung
Isthmus	Enge
Kyphose	Wirbelsäulenkrümmung
Periost	Knochenhaut
Pia mater	weiche, innere Hirnhaut
Dysphonie	Stimmstörung, Heiserkeit
Mydriasis	Pupillenerweiterung
Amblyopie	Schwachsichtigkeit
Perikarditis	Herzbeutelentzündung
Phlebotomie	Aderlass
Angina pectoris	Brustenge
Hämorrhagie	Blutung, Blutverlust
Apnoe	Atemstillstand
Adnektomie	Entfernung der Eierstöcke und Eileiter
Interruptio	Schwangerschaftsabbruch, Abtreibung

Umgangssprache	Fachbegriff
Wechseljahre der Frau	Klimakterium, Klimax
Ohr	Auris
Hammer	Malleus
Gaumenmandel	Tonsilla palatina
Luftschlucken	Aerophagie
Mastdarmentzündung	Proktitis
Bauchfell	Peritoneum
Durchfall	Diarrhoe
Haut	Cutis, Derma
Hautärztin	Dermatologin
Bauchspeicheldrüse	Pankreas
häufiges Wasserlassen	Pollakisurie
Eichelentzündung	Balanitis
entgegengesetzt	konträr
Streckung	Extension
Krätze	Skabies
wahr, echt	verus
Kochsalz	Natriumchlorid
nach der Nahrungsaufnahme	postprandial
äußerlich, von außen	extern

KAPITEL

34 Übung und Lösung

34.1 Übung

Fachbegriff	Umgangssprache
Sternum	
Pelvis	
Os hyoideum	
Clavicula	
Presbyakusis	
Pyrosis	
Hepatose	
Canalis inguinalis	
polytraumatisiert	
Konstriktion	
Neuritis	
Parästhesie	
Hemianopsie	
Endokarditis	
Arteria femoralis	
Angiospasmus, Vasospasmus	
Hämatopoese	
Inspiration	
gravid, gravidus	
Sinus frontalis	

Umgangssprache	Fachbegriff
Gaumenmandel	
Zungenbändchen	
mehrfachverletzt	
Hexenschuss	
Kleinhirn	
Schüttellähmung	
Schlafstörung	
Auge	
Wasserbruch	
Todeskampf	
gerade	
Tollwut, Wutkrankheit	
Eisprunghemmer	
vollständig	
Gelenkknorpel	
Gelenkversteifung	
Sehnenentzündung	
weiche, innere Hirnhaut	
Schlafwandeln	
vollständige Blindheit	

34.2 Lösung

Fachbegriff	Umgangssprache
Sternum	Brustbein
Pelvis	Becken
Os hyoideum	Zungenbein
Clavicula	Schlüsselbein
Presbyakusis	Altersschwerhörigkeit
Pyrosis	Sodbrennen
Hepatose	Leberschädigung, nicht entzündliche Lebererkrankung
Canalis inguinalis	Leistenkanal
polytraumatisiert	mehrfachverletzt
Konstriktion	Verengung, Einschnürung
Neuritis	Nervenentzündung
Parästhesie	Kribbeln, schmerzlose Missempfindung
Hemianopsie	Halbseitenblindheit
Endokarditis	Herzinnenhautentzündung
Arteria femoralis	Oberschenkelschlagader
Angiospasmus, Vasospasmus	Gefäßkrampf
Hämatopoese	Blutbildung
Inspiration	Einatmung
gravid, gravidus	schwanger
Sinus frontalis	Stirnhöhle

Umgangssprache	Fachbegriff
Gaumenmandel	Tonsilla palatina
Zungenbändchen	Frenulum linguae
mehrfachverletzt	polytraumatisiert
Hexenschuss	Lumbago, Lumbalgie
Kleinhirn	Cerebellum
Schüttellähmung	Parkinson
Schlafstörung	Dyssomnie
Auge	Oculus, Ophthalmos
Wasserbruch	Hydrozele
Todeskampf	Agonie
gerade	rectus
Tollwut, Wutkrankheit	Rabies, Lyssa
Eisprunghemmer	Ovulationshemmer
vollständig	completus
Gelenkknorpel	Cartilago articularis
Gelenkversteifung	Ankylose
Sehnenentzündung	Tendinitis
weiche, innere Hirnhaut	Pia mater
Schlafwandeln	Somnambulismus
vollständige Blindheit	Amaurose, Amaurosis

KAPITEL

35 Übung und Lösung

35.1 Übung

Fachbegriff	Umgangssprache
Scarlatina	
Palatum durum	
Kardiomegalie	
Fibula	
Regio glutealis	
Suppositorium	
Luxation	
Leukämie	
Gravidität	
Gastrektasie	
Narbenhernie	
Tetanus	
Endokrinologie	
Musculus tibialis anterior	
Facies	
Bronchiektasie	
Megakolon	
Diarrhoe	
Intoxikation	
Extension	

Umgangssprache	Fachbegriff
Knochen	
Sehnenentzündung	
tiefe Schläfrigkeit	
Regenbogenhaut des Auges	
Brustfellentzündung	
Milzriss	
Beschneidung der Vorhaut	
Brechmittel	
Hüfte	
unruhige Beine	
Kopfbein	
Ringknorpel	
Grippe	
Leerdarm	
Niere	
Gewebeschwund	
Maltafieber	
Dreher	
Großhirn	
Brustenge	

35.2 Lösung

Fachbegriff	Umgangssprache
Scarlatina	Scharlach
Palatum durum	harter Gaumen
Kardiomegalie	krankhafte Herzmuskelvergrößerung
Fibula	Wadenbein
Regio glutealis	Gesäßregion
Suppositorium	Zäpfchen
Luxation	vollständige Verrenkung
Leukämie	Blutkrebs
Gravidität	Schwangerschaft
Gastrektasie	Magenerweiterung
Narbenhernie	Narbenbruch
Tetanus	Wundstarrkrampf
Endokrinologie	Hormonlehre
Musculus tibialis anterior	vorderer Schienbeinmuskel
Facies	Gesicht
Bronchiektasie	Atemwegserweiterung
Megakolon	Dickdarmerweiterung
Diarrhoe	Durchfall
Intoxikation	Vergiftung
Extension	Streckung

Umgangssprache	Fachbegriff
Knochen	Os
Sehnenentzündung	Tendinitis
tiefe Schläfrigkeit	Sopor
Regenbogenhaut des Auges	Iris
Brustfellentzündung	Pleuritis
Milzriss	Milzruptur
Beschneidung der Vorhaut	Zirkumzision
Brechmittel	Emetikum
Hüfte	Coxa
unruhige Beine	Restless-Legs-Syndrom
Kopfbein	Os capitatum
Ringknorpel	Cartilago cricoidea
Grippe	Influenza
Leerdarm	Jejunum
Niere	Ren
Gewebeschwund	Atrophie
Maltafieber	Brucellose
Dreher	Axis
Großhirn	Cerebrum
Brustenge	Angina pectoris

KAPITEL

36 Übung und Lösung

36.1 Übung

Fachbegriff	Umgangssprache
Articulatio talotarsalis	
Pleuritis	
Megaureter	
Ductus hepaticus dexter/sinister	
Funiculus umbilicalis	
Glandula pinealis, Epiphyse	
Adipositas/adipös	
Neoplasie	
Ätiologie/kausal, ätiologisch	
Cholezystolithiasis	
Aplasie	
Makroglossie	
Meniskopathie	
Sudor	
Digitus (Digiti) pedis/Digitus malleus	
Dyspareunie	
Nephroptose	
Urethrastriktur	
Enuresis nocturna/nocturnus	
Pylorus	

Umgangssprache	Fachbegriff
Wechseljahre der Frau	
Stirnhöhle	
Einspritzung in das Unterhautfettgewebe	
Zungenspalte, Spaltzunge	
Abtasten	
Wiederherstellung	
Gelenk	
Hasenpest, Nagetierseuche	
Zwerchfell	
Sehnenentzündung	
Verstopfung	
geistiger Verfall	
Unterschenkel, Schenkel, Bein	
Niere	
Wiederbelebung/wiederbeleben	
Daumen	
angstlösendes Mittel	
Magen	
Zahnfäule	
oberes Sprunggelenk	

36.2 Lösung

Fachbegriff	Umgangssprache
Articulatio talotarsalis	unteres Sprunggelenk
Pleuritis	Brustfellentzündung
Megaureter	Harnleitervergrößerung
Ductus hepaticus dexter/sinister	rechter/linker Lebergang
Funiculus umbilicalis	Nabelschnur
Glandula pinealis, Epiphyse	Zirbeldrüse
Adipositas/adipös/Lipos, Lipid	Fettsucht, Fettleibigkeit/fettsüchtig, fettleibig/Fett
Neoplasie	Neubildung
Ätiologie/kausal, ätiologisch	Krankheitsursachen, Ursache/ursächlich
Cholezystolithiasis	Gallenblasensteinleiden
Aplasie	Nichtausbildung
Makroglossie	Vergrößerung der Zunge
Meniskopathie	Erkrankung des scheibenförmigen Kniegelenkknorpels
Sudor	Schweiß
Digitus (Digiti) pedis/Digitus malleus	Zehe(n)/Hammerzehe
Dyspareunie	schmerzhafter Geschlechtsverkehr
Nephroptose	Senkniere, Wanderniere
Urethrastriktur	Harnröhrenverengung
Enuresis nocturna/nocturnus	Bettnässen, Einnässen/nachts
Pylorus	Magenpförtner

Umgangssprache	Fachbegriff
Wechseljahre der Frau	Klimakterium, Klimax
Stirnhöhle	Sinus frontalis
Einspritzung in das Unterhautfettgewebe	subkutane Injektion
Zungenspalte, Spaltzunge	Lingua bifida, Glossoschisis
Abtasten	Palpation
Wiederherstellung	Restitutio
Gelenk	Articulatio
Hasenpest, Nagetierseuche	Tularämie
Zwerchfell	Diaphragma
Sehnenentzündung	Tendinitis
Verstopfung	Obstipation
geistiger Verfall	Demenz
Unterschenkel, Schenkel, Bein	Crus
Niere	Ren, Nephros
Wiederbelebung/wiederbeleben	Reanimation/reanimieren
Daumen	Pollex, Digitus manus I
angstlösendes Mittel	Anxiolytikum
Magen	Gaster, Ventriculus
Zahnfäule	Karies
oberes Sprunggelenk	Articulatio talocruralis

KAPITEL

37 Übung und Lösung

37.1 Übung

Fachbegriff	Umgangssprache
Unguis digitus manus	
Meniscus	
Vulnerabilität	
Tendo Achillis	
Alexie	
Uveitis	
Apex cordis	
Vas lymphaticum	
Lobektomie	
Ovar	
Erythrozyt(en)	
Genital	
Dyspareunie	
Tonsilla lingualis	
Kardia	
Koloskopie	
Bulimia nervosa	
Exanthem	
Thymus	
Hämaturie	

Umgangssprache	Fachbegriff
Schenkelbruch	
Mehrdurchblutung	
unten gelegen	
Teilnahmslosigkeit	
örtliche Betäubung	
Gedeihstörung	
Gesundheitslehre	
Lendenregion	
Mittelfinger	
Schädeldach	
Träger	
Handgelenk	
unteres Sprunggelenk	
Gelenkeröffnung	
Knochenerweichung	
kleiner Eingeweidenerv	
geistiger Verfall	
Augenlinse	
Pulmonalklappe	
Halsschlagader	

37.2 Lösung

Fachbegriff	Umgangssprache
Unguis digitus manus	Fingernagel
Meniscus	scheibenförmiger Kniegelenkknorpel
Vulnerabilität	Anfälligkeit
Tendo Achillis	Achillessehne
Alexie	Leseblindheit
Uveitis	Gefäßhautentzündung
Apex cordis	Herzspitze
Vas lymphaticum	Lymphgefäß
Lobektomie	Lungenlappenentfernung
Ovar	Eierstock
Erythrozyt(en)	rote(s) Blutkörperchen
Genital	Geschlechtsorgan
Dyspareunie	schmerzhafter Geschlechtsverkehr
Tonsilla lingualis	Zungenmandel
Kardia	Mageneingang
Koloskopie	Dickdarmspiegelung
Bulimia nervosa	Ess-Brech-Sucht
Exanthem	Hautausschlag
Thymus	Bries
Hämaturie	Blut im Harn

Umgangssprache	Fachbegriff
Schenkelbruch	Hernia femoralis
Mehrdurchblutung	Hyperämie
unten gelegen	inferior
Teilnahmslosigkeit	Apathie
örtliche Betäubung	Lokalanästhesie
Gedeihstörung	Atrepsie
Gesundheitslehre	Hygiene
Lendenregion	Regio lumbalis
Mittelfinger	Digitus medius
Schädeldach	Calvaria
Träger	Atlas
Handgelenk	Articulatio manus
unteres Sprunggelenk	Articulatio talotarsalis
Gelenkeröffnung	Arthrotomie
Knochenerweichung	Osteomalazie
kleiner Eingeweidenerv	Nervus splanchnicus minor
geistiger Verfall	Demenz
Augenlinse	Lens oculi
Pulmonalklappe	Valva trunci pulmonalis
Halsschlagader	Arteria carotis

KAPITEL

38 Übung und Lösung

38.1 Übung

Fachbegriff	Umgangssprache
Gastritis	
Portio vaginalis uteri	
Callus	
ascendens/descendens, deszendierend	
Urin	
Musculus sternocleidomastoideus	
Tonsilla lingualis	
Erythrozyt(en)	
Hepatitis	
Tetraplegie	
Regio hypogastrica, Hypogastrium	
Amöbiasis	
Thenar	
Dysphasie	
Dentalgie	
Gastroskopie	
intramuskulär, i. m.	
Hernia femoralis	
Tokolyse/Tokolytikum	
fugax, transient, transitorisch, temporär	

Umgangssprache	Fachbegriff
Schambeinfuge	
Abtrennung, Entfernung/Einpflanzung	
Scharlach	
rote(s) Blutkörperchen	
Netzhautentzündung/Netzhauterkrankung	
Großzehe	
Altersschwerhörigkeit	
Leseblindheit	
Kanal	
Leberversagen	
Wirbelspalt, offene Wirbelsäule	
Handgelenk	
künstliche Messstörung	
Lappen (Sg.)	
Ziliarkörper	
Schambein	
angeboren	
Mitralklappe	
Beugemuskel, Bieger	
Betäubung, kompletter Ausfall	

38.2 Lösung

Fachbegriff	Umgangssprache
Gastritis	Magenschleimhautentzündung
Portio vaginalis uteri	äußerer/innerer Gebärmuttermund
Callus	Hornschwiele
ascendens/descendens, deszendierend	aufsteigend/absteigend
Urin	Harn
Musculus sternocleidomastoideus	Kopfnicker
Tonsilla lingualis	Zungenmandel
Erythrozyt(en)	rote(s) Blutkörperchen
Hepatitis	Leberentzündung
Tetraplegie	vollständige Lähmung aller vier Extremitäten
Regio hypogastrica, Hypogastrium	Unterbauch
Amöbiasis	Amöbenruhr
Thenar	Daumenballen
Dysphasie	Sprachstörung
Dentalgie	Zahnschmerzen
Gastroskopie	Magenspiegelung
intramuskulär, i.m.	in den Muskel
Hernia femoralis	Schenkelbruch
Tokolyse/Tokolytikum	Wehenhemmung/Wehenhemmer
fugax, transient, transitorisch, temporär	vorübergehend

Umgangssprache	Fachbegriff
Schambeinfuge	Symphysis pubica, Symphyse
Abtrennung, Entfernung/Einpflanzung	Amputation/Implantation
Scharlach	Scarlatina
rote(s) Blutkörperchen	Erythrozyt(en)
Netzhautentzündung/Netzhauterkrankung	Retinitis/Retinopathie
Großzehe	Hallux, Digitus pedis I
Altersschwerhörigkeit	Presbyakusis
Leseblindheit	Alexie
Kanal	Canalis
Leberversagen	Leberinsuffizienz
Wirbelspalt, offene Wirbelsäule	Spina bifida
Handgelenk	Articulatio manus
künstliche Messstörung	Artefakt
Lappen (Sg.)	Lobus
Ziliarkörper	Corpus ciliare
Schambein	Os pubis
angeboren	kongenital
Mitralklappe	Valva mitralis
Beugemuskel, Bieger	Flexor
Betäubung, kompletter Ausfall	Anästhesie

KAPITEL

39 Übung und Lösung

39.1 Übung

Fachbegriff	Umgangssprache
Antebrachium	
Lobus	
Cauda	
Os ischii	
Os cuneiforme	
brevis	
Lordose	
Diencephalon	
Radix	
Choroidea	
Kardiomyopathie	
Phlebektomie	
Hypoglykämie	
Pleuritis	
Zervixkarzinom	
Meatus acusticus externus	
Tonsilla pharyngea	
Lien, Splen	
Meläna	
Melanom	

Umgangssprache	Fachbegriff
Schuppe, Hautschuppung	
Speichelfluss	
Harnblase	
Hodenhochstand	
Gewebeentnahme, Gewebeproben-entnahme	
Druckgeschwür, Wundliege-geschwür	
oben gelegen	
Vergiftung	
Milzbrand	
Kreislaufmittel	
vollständig	
Grube	
Griffelfortsatz (des Schläfenbeins)	
Elle	
Fersenbein	
groß, größer, am größten	
Sehnerv	
Leseblindheit	
Herzscheidewand	
Herzmuskelentzündung	

39.2 Lösung

Fachbegriff	Umgangssprache
Antebrachium	Unterarm
Lobus	Lappen
Cauda	Schwanz, Endstück
Os ischii	Sitzbein
Os cuneiforme	Keilbein
brevis	kurz
Lordose	Wirbelsäulenkrümmung nach vorne
Diencephalon	Zwischenhirn
Radix	Wurzel
Choroidea	Aderhaut des Auges
Kardiomyopathie	Herzmuskelerkrankung
Phlebektomie	Venenentfernung
Hypoglykämie	niedriger Blutzuckerspiegel, Unterzuckerung
Pleuritis	Brustfellentzündung
Zervixkarzinom	Gebärmutterhalskrebs
Meatus acusticus externus	äußerer Gehörgang
Tonsilla pharyngea	Rachenmandel
Lien, Splen	Milz
Meläna	Teerstuhl
Melanom	schwarzer Hautkrebs

Umgangssprache	Fachbegriff
Schuppe, Hautschuppung	Squama
Speichelfluss	Salivation
Harnblase	Vesica urinaria
Hodenhochstand	Kryptorchismus
Gewebeentnahme, Gewebeprobenentnahme	Biopsie
Druckgeschwür, Wundliegegeschwür	Dekubitus
oben gelegen, oben	superior
Vergiftung	Intoxikation
Milzbrand	Anthrax
Kreislaufmittel	Antihypotonika
vollständig	completus
Grube	Fossa
Griffelfortsatz (des Schläfenbeins)	Processus styloideus
Elle	Ulna
Fersenbein	Calcaneus
groß, größer, am größten	magnus, major, maximus
Sehnerv	Nervus opticus
Leseblindheit	Alexie
Herzscheidewand	Septum cordis
Herzmuskelentzündung	Myokarditis

KAPITEL

40 Übung und Lösung

40.1 Übung

Fachbegriff	Umgangssprache
Mentum	
Regio buccalis	
Thorax	
Sternum	
Processus ensiformis/Xiphoid	
Costa(e)	
Venter, Abdomen	
Regio epigastrica, Epigastrium	
Axilla	
Brachium	
Antebrachium	
Cubitus	
Articulatio cubiti	
Manus	
Dorsum manus	
Digitus (Digiti) manus	
Pollex, Digitus manus I	
Index, Digitus manus II	
Medius, Digitus manus III	
Anularius, Digitus manus IV	

Umgangssprache	Fachbegriff
Stirnregion	
Gesicht	
Nacken	
Rückenregion	
Mittelbauch	
Kreuzbeinregion	
Ellenbeuge	
Grube	
Handfläche	
hohlhandwärts	
Finger- oder Zehenglied (Finger- oder Zehenglieder) (Grundglied, Mittelglied, Endglied)	
Nagel	
eingewachsener Nagel	
Becken	
Wade/Wadenregion	
Kniekehle	
Ferse, Hacke	
Fußrücken	
Fußsohle	
Hammerzehe	

40.2 Lösung

Fachbegriff	Umgangssprache
Mentum	Kinn
Regio buccalis	Wangenregion
Thorax	Brustkorb
Sternum	Brustbein
Processus ensiformis/Xiphoid	Schwertfortsatz/Schwert
Costa(e)	Rippe(n)
Venter, Abdomen	Bauch
Regio epigastrica, Epigastrium	Oberbauch, Magengrube
Axilla	Achselhöhle
Brachium	Oberarm
Antebrachium	Unterarm
Cubitus	Ellenbogen
Articulatio cubiti	Ellenbogengelenk
Manus	Hand
Dorsum manus	Handrücken
Digitus (Digiti) manus	Finger
Pollex, Digitus manus I	Daumen
Index, Digitus manus II	Zeigefinger
Medius, Digitus manus III	Mittelfinger
Anularius, Digitus manus IV	Ringfinger

Umgangssprache	Fachbegriff
Stirnregion	Regio frontalis
Gesicht	Facies
Nacken	Nucha
Rückenregion	Regio dorsalis
Mittelbauch	Mesogastrium
Kreuzbeinregion	Regio sacralis
Ellenbeuge	Regio cubitalis anterior, Regio cubiti anterior
Grube	Fossa
Handfläche	Vola manus/Palma manus
hohlhandwärts	palmar
Finger- oder Zehenglied (Finger- oder Zehenglieder) (Grundglied, Mittelglied, Endglied)	Digitus manus/pedis (Digiti manus/pedis) (proximalis, medialis, distalis)
Nagel	Unguis
eingewachsener Nagel	Unguis incarnatus
Becken	Pelvis
Wade/Wadenregion	Sura/Regio suralis
Kniekehle	Poplitea/Fossa poplitea
Ferse, Hacke	Calcaneus
Fußrücken	Dorsum pedis
Fußsohle	Planta pedis, Planta
Hammerzehe	Digitus malleus

Anamnesebogen

Allgemeine Daten

Geschlecht:	
Patientenname:	
Geburtsdatum:	
Alter (Jahre):	
Gewicht (kg):	
Größe (cm):	

Adresse:	
Hausarzt/-ärztin:	
Beruf:	
Familienstand:	
Kinder:	

Aktuelle Anamnese

Vorerkrankungen und Operationen

Familienanamnese

Gynäkologische Anamnese

Vegetative Anamnese

Temperatur:	
Schlaf:	
Appetit:	
Stuhlgang:	
Miktio:	

Anamnesebogen

Psyche

Medikamente

Genussmittel/Drogen

Allergien/Unverträglichkeiten

Verdachtsdiagnose

Differenzialdiagnose

Mit dem Patienten besprochene Untersuchungen

Anamnesebogen

Anforderungen

Untersuchung – 1	Untersuchung – 2
☐ Röntgen-Thorax	☐ Röntgen-Thorax
☐ CT	☐ CT
☐ MRT	☐ MRT
☐ Endoskopie	☐ Endoskopie
☐ Sonografie	☐ Sonografie
☐ Gastroskopie	☐ Gastroskopie
☐ EEG	☐ EEG
☐ EKG	☐ EKG
☐ ERCP	☐ ERCP
☐ FNP	☐ FNP
☐ HNO	☐ HNO
☐ Koloskopie	☐ Koloskopie
☐ Bronchoskopie	☐ Bronchoskopie
☐ Labor	☐ Labor
☐ …	☐ …

Angeforderte Untersuchung

- *Untersuchung – 1*

- *Untersuchung – 2*

Klinische Angaben

- *Untersuchung – 1*

- *Untersuchung – 2*

Fragestellungen (Welche Ergebnisse erwarten wir von den Untersuchungen?)

- *Untersuchung – 1*

- *Untersuchung – 2*

Anamnesebogen

Diagnose

Erklärung

Arztbrief